L'autisme

MÉDECINE À TRAVERS LES SIÈCLES

Collection dirigée par le Docteur Xavier Riaud

L'objectif de cette collection est de constituer « une histoire grand public » de la médecine ainsi que de ses acteurs plus ou moins connus, de l'Antiquité à nos jours.

Si elle se veut un hommage à ceux qui ont contribué au progrès de l'humanité, elle ne néglige pas pour autant les zones d'ombre ou les dérives de la science médicale.

C'est en ce sens que – conformément à ce que devrait être l'enseignement de l'histoire –, elle ambitionne une « vision globale » et non partielle ou partiale comme cela est trop souvent le cas.

Dernières parutions

Michel Marc GENTILHOMME, *Histoires de chirurgie et de chirurgiens. Errances et fulgurances*, 2025.

Pierre AUBRY et Bernard-Alex GAÜZÈRE, *Charles Dellon. Médecin rescapé de l'Inquisition de Goa (1673-1677)*, 2026.

Martine MAAREK, *La fabuleuse histoire de la cardiologie. 3 000 ans de découvertes*, 2025.

Guy ROBERT, *L'émancipation de l'odontologie française. Une longue marche*, 2025.

Philippe VIOLAS, *Les bossus au cours de l'histoire. Perceptions profanes et scientifiques*, 2025.

Yves CATONNÉ, *Grands médecins de Martinique. Hippolyte Morestin, Raymond Garcin, Jude Turiaf, Raymond Roy-Camille*, 2025.

ASSOCIATION UNIVERSITAIRE D'ODONTOLOGIE GARANCIÈRE (dir.), avec la collaboration de la Dr Ava Bismuth Pariente et Commentaires de Xavier Riaud, *De L'École odontotechnique de Paris à l'U.F.R. d'odontologie. 50 ans d'Entretiens de Garancière*, 2025.

Patrice PINET, *Beethoven face à la maladie et aux médecins*, 2025.

Sylvie MAS, *Le statut des émotions dans l'Antiquité grecque et chinoise*, 2025.

Sylvie MAS, *Santé globale. Des soins de santé primaires à la santé intégrative*, 2025.

Michel A. GERMAIN, *Les pionniers de la microchirurgie*, 2025.

Michel A. Germain

L'autisme

Histoire et controverses

Préambule du Dr Bianca Lechevalier

Préfaces du Pr David Cohen et du Pr Jean-Claude Turpin

L'Harmattan

5-7, rue de l'École-Polytechnique - 75005 Paris
www.editions-harmattan.fr
ISBN : 978-2-336-59379-1
EAN : 9782336593791
Dépôt légal : février 2026

Préambule

La curiosité exploratrice du Pr Michel Germain, chirurgien des Hôpitaux, nous conduit à aborder la problématique de « l'autisme ». Nous pourrions parler d'ailleurs « des autismes ».

Il s'agit d'un syndrome d'apparition très précoce au début de la vie et d'étiologie polyfactorielle. Les tableaux cliniques diffèrent. Enfermé dans une muraille de défenses complexes, l'autiste se protège d'un bouleversement affectif dans la vie relationnelle. Le développement de son psychisme s'en trouve entravé. Les essais de son entourage pour franchir ses défenses se vouent à l'échec. Les perturbations de la relation mère-enfant enrichie par le tiers paternel ne permettent pas l'accès aux capacités de symbolisation. Le pronostic dépend de l'étiologie, de l'existence de facteurs organiques lésionnels, de la qualité des interrelations. Celles-ci devraient permettre un espace psychique tridimensionnel en voie de développement et l'accès à une pensée symbolisant l'affect.

Le Pr Michel Germain a le mérite d'utiliser la communication non verbale sensori-motrice de la médiation animale pour permettre de développer un espace psychique intégrant les sensations en émotions. Le passage pourra se faire de l'accrochage fixe à une sensation, au passage dans la mobilité polysensorielle. Le plaisir de la communication mobile avec le cheval enrichit cette polysensorialité. Les affects pourront accéder à la verbalisation. Le développement interrelationnel s'en trouvera facilité. Le contact intime et mobile avec le cheval a été une étape permettant aux émotions d'accéder à la rencontre du langage.

Bianca Lechevalier
Ancienne chef de clinique de neuropsychiatrie des Hôpitaux de Paris
Membre titulaire formatrice de la Société psychanalytique de Paris

Préface

Proposer une perspective historique sur l'autisme en 2025 peut paraître pour certains une gageure. Depuis la première description d'Itard et son avènement grâce à Kanner, et Asperger, l'autisme est aujourd'hui un spectre dont les contours sont très différents. Qui plus est, l'autisme est traversé par tant de passions, de fascinations, de conflits et de controverses au cours de son histoire mouvementée, mais également aujourd'hui à notre époque contemporaine. Pour la psychiatrie de l'enfant, l'autisme est l'un de ses piliers fondateurs. La définition de l'autisme s'est construite en regard des définitions que les cliniciens ont adoptées pour la déficience intellectuelle, les troubles du langage et la schizophrénie à début précoce. À chaque époque, leurs définitions respectives ont posé des questions en termes de diagnostic différentiel et d'hétérogénéité du syndrome autistique.

Moi-même, avec mon camarade Filippo Muratori, nous avons récemment tenté de raconter l'histoire complexe de la découverte de l'autisme à partir des toutes premières descriptions d'Itard, Kanner, Asperger et d'autres pour arriver au DSM-5[1]. Il s'agissait pour nous d'une mise au point sur l'état de l'art indispensable à ceux qui veulent comprendre les enjeux contemporains, et de proposer que le travail de passeur de George Frankl, entre Vienne (où officiaient Lazar et Asperger) et Baltimore (où officiait Kanner), a représenté un moment clé trop peu connu.

Michel Germain prend une autre direction. Il n'impose rien. Son plus ancien pionnier reste Itard. Même si certains voient dans les fous de Dieu la première description de l'autisme, la plupart des historiens l'attribuent à Itard en 1828. Dans sa monographie sur l'enfant sauvage de l'Aveyron, Itard pose trois paradigmes nouveaux : (1) la description de l'autisme ; (2) la privation affective majeure comme cause possible ; (3) les vertus de l'éducation spécialisée ou pédagogie curative, même s'il n'arrivera pas à rééduquer le langage chez son jeune patient.

Michel Germain laisse le lecteur reconstituer le fil temporel et nous propose une liste alphabétique de 33 pionniers. Sans être

[1] Cohen D. & Muratori F., *Les Pionniers de la Clinique de l'Autisme*, Langage (éd.), Paris, 2024.

exhaustif, il fait ses choix. Je n'en reprends que quelques-uns témoignant de cette diversité de vue. On y retrouve tous les grands classiques connus (Asperger, Bleuler, de Sanctis, Mahler, Heller, Itard, Kanner) ou moins connus (Frankl, Soukhareva, Weiss, Lazar). Ces auteurs moins fameux ont pourtant grandement contribué à cette histoire. Il nous propose également une série de plusieurs pionniers français : Gilbert Lelord et Catherine Barthélemy qui ont fondé la très reconnue école de Tours, Roger Mises qui outre la création des secteurs de psychiatrie infanto-juvénile a décrit le syndrome dysharmonique à la Fondation Vallée, Marion Leboyer qui en France a été l'une des premières à s'intéresser à la génétique de l'autisme lors de son arrivée dans le service de Michel Dugas et Marie-Christine Mouren à l'hôpital Robert Debré. Sa liste de pionniers français se poursuit entre autres avec deux personnes autistes, Joseph Schovanec et Daniel Tamet, dont les prises de parole en France nous permettent d'avoir un point de vue de l'intérieur si précieux.

Enfin, il nous propose un peu plus d'une dizaine de pionniers internationaux plus récents dans un choix bien à lui qu'il justifie à chaque fois. Je n'en cite ici que les principaux. Certains ont été d'importants chercheurs en psychologie cognitive, voire des théoriciens, comme Simon Baron-Cohen et Uta Frith. D'autres se sont particulièrement intéressés aux formes de haut niveau et au syndrome d'Asperger comme Laurent Mottron, Tony Attwood et Lorna Wing, aux développements précoces du syndrome autistique chez les tous petits comme Filippo Muratori, ou à la dimension génétique qu'elle soit causale avec les premières études de jumeaux de Michael Rutter ou associée dans une forme syndromique polymalformative avec Mohammad Ghaziuddin.

Le lecteur trouvera dans cet ouvrage un style simple, direct et vivant témoignant aussi de la longue expérience de l'auteur en médecine chirurgicale et en pédagogie, ainsi qu'une curiosité hors du commun. Il pourra aussi s'y référer dans l'ordre alphabétique proposé ou tout autrement comme il le souhaite par pionniers, par ordre chronologique ou au hasard. En toute liberté.

David Cohen
Professeur des Universités
Médecin des Hôpitaux de Paris
Psychiatrie de l'enfant et de l'adolescent

Préface

Le grand mérite du Pr Michel Germain, chirurgien des Hôpitaux de Paris, spécialiste de la greffe vasculaire a été de s'intéresser au problème de l'autisme, une affection qui se caractérise par la prévalence du monde intérieur et de l'imaginaire aux dépens de la réalité et des échanges affectifs.

Le refus de contact, le repli sur soi-même sont les manifestations les plus habituelles de cette affection qu'a décrite pour la première fois Leo Kanner (1943).

Cette incapacité à établir des relations avec l'entourage a interpellé tout particulièrement Michel Germain, soucieux de trouver dans son environnement de vacances, des relations humaines. Il a été frappé par la pauvreté des échanges de ces enfants recueillis dans un havre d'éducation.

Tout changement et/ou toutes pertes de repères sont suivis d'angoisses extrêmes chez eux, alors que le développement moteur de même que leur santé physique sont satisfaisants.

Il a encouragé les personnes chargées de les rattacher au monde ambiant et les a incités à développer une prise en charge précoce pour éviter l'installation d'un tableau profondément déficitaire, empêchant une adaptation sociale et professionnelle.

Bleuler (1869-1939) a forgé le concept de la schizophrénie, mais il a fallu attendre Leo Kanner (1943) pour identifier les troubles du spectre autistique (autisme-syndrome d'Asperger et troubles envahissant du développement non spécifique).

Voici quelques explications.

. L'Autisme :

Apparaît avant 3 ans
Incapacité à établir des relations sociales
Difficultés de communications verbales
Résiste au changement et à la routine
Pas d'hallucinations ni de délire
Stéréotypies et parasitisme
Mimiques (Mélanie Klein)

. Schizophrénie :

Apparaît après 5 ans, souvent suite à des problèmes psychiatriques
Difficultés à établir des relations sociales
Pas de difficultés dans la communication verbale
Pas de problème face au changement
Est victime d'hallucinations et de délire
Son autonomie a été refusée par Henyer et Lang.

L'autisme est plus fréquent chez le garçon que chez les filles. Le langage est souvent réduit ou absent. L'écriture si elle est acquise est déformée, surchargée d'artefacts, de mots répétés. Le dessin est non figuratif et morcelé (Lasnay & Borel-Maisonnée). Le déficit intellectuel est fréquent, de même que l'épilepsie (Ajurriaguerra, 1969). Sur le plan étiologique, il y a beaucoup d'inconnues. Il y a une forte participation génétique. De 10 à 25 % des cas d'autisme sont associés à des maladies génétiques, comme la sclérose tubéreuse de Bourneville, le syndrome de l'X fragile ou d'une autre anomalie chromosomique. L'autisme est fréquent dans les familles où un enfant est déjà atteint de cette affection. Souvent, des rémissions sont observées lors de maladies, intermittentes, mais il n'y a pas de rémission complète et durable (Michaux). Le traitement est psychiatrique. On peut s'efforcer d'améliorer le comportement, de réduire l'anxiété, de lever les inhibitions, d'amener l'enfant à accepter le réel, d'améliorer ses relations avec autrui.

Psychiatres, éducateurs doivent conjuguer leur conduite et leur mode d'approche : neurobiologique, cognitif, psychothérapique, mais il faut avoir un établissement approprié, un élément de sécurité propre à faire céder les inhibitions, et les réactions d'anxiété. Ceci implique une délimitation des activités et une connaissance des besoins de l'enfant (Duché).

L'ancienne querelle entre les défenseurs de l'organogenèse et de la psychogenèse est actuellement dépassée. On s'oriente vers un déterminisme plurifactoriel ouvrant des perspectives thérapeutiques nouvelles associant des modèles neurobiologiques, cognitifs relationnels et psychothérapeutiques.

Références bibliographiques :

Duché D. J., C.R. de l'Association pour l'étude de Mendès, Psychiatrie de l'enfant. 1968.

Eisenberg L. & Kanner L. Early infantile autism. Amer J. of Ortho. 1956. XXVI

Henier G. Introduction à la psychiatrie infantile. Presses universitaires de France. Paris. 1952.

Kanner L. Autisme infantile précoce. J. of Ped. Sept 1944.

Kanner L. Problème de nosologie et de psychodynamisme dans l'autisme infantile précoce. Am. J. Ortho. Psychiatrique. 1949.

Launay C. et L., & Borel-Maisonny S. Les troubles du langage, de la parole et de la voix. Masson (éd.). 1972. 408 p.

Micheux L. Psychiatrie infantile. 1965. 371p.

Professeur Jean-Claude Turpin
Neuropsychiatre.

Avant-propos

On naît autiste, on meurt autiste.

L'autisme émeut, l'autisme passionne et entraîne des polémiques. Comme toute chose différente, qui sort du carcan et qu'on ne comprend pas.

Le Parlement français a voté une loi qui donne à l'autiste un statut particulier.

Le vocable autisme a été créé au début du XXe siècle par le psychiatre suisse Eugen Bleuler, à partir du grec *autos* qui décrit le renfermement en soi-même, et appliqué en 1943 par le pédo-psychiatre américain Leo Kanner. Celui-ci le définit comme *« un trouble inné de la communication et du contact affectif »*.

Les droits spécifiques des personnes autistes y sont précisés. L'histoire de l'autisme est peu connue et fait l'objet de lutte, de conflits, de controverses.

Mon but est de faire connaître cette histoire tellement importante. Elle a été marquée par des conflits sérieux.

Il est fondamental de connaître les principaux pionniers qui ont participé à l'histoire de l'autisme et les technologies modernes curatives. J'ai réuni 33 d'entre eux en décrivant leur contribution. Pour une meilleure connaissance, j'ai fait appel aux Prs Catherine Barthélemy, Bianca Le Chevalier, Jean-Claude Turpin, Monica Zilbovicius, David Cohen pour son livre *Les pionniers de la clinique de l'autisme.* 2024 et Jacques Hochmann auteur d'une *Histoire de l'autisme* qui m'a beaucoup instruit.

Pour comprendre l'autisme, il me semble indispensable de connaître les principaux pionniers de l'autisme. Jean-Marc Gaspard (1774-1838) est probablement le père de l'autisme. Puis, d'autres surviendront.

L'enfant autiste, souvent beau, sans malformations visibles, entouré de parents attentifs, questionne et interroge. L'autisme a été abusivement rattaché aux troubles de l'attachement observés chez des enfants carencés affectivement.

Des approximations sur la responsabilité des parents évoquaient l'idéologie antifamiliale qui s'était entendue comme autant d'accusations et avait été combattue dès l'origine par d'autres psychanalystes, démenties par de nombreux faits d'observations défendues par des psychothérapeutes, et éducateurs jeunes, et inexpérimentés.

Ces estimations ont entraîné une violente réaction des mouvements de famille, hostiles à la dictature de la psychanalyse. Cette bataille de l'autisme continue à faire rage. Elle combat ceux qui considèrent l'autisme comme handicap inné demandant de simples mesures éducatives et des conseils diététiques, et ceux qui pensent à des difficultés psychopathologiques datant du développement du fœtus.

Avec les émotions, les arguments des uns et des autres, usagers et professionnels, donnent un ton enflammé aux discussions. L'autisme demeure une énigme. Les causes sont inconnues et multiples. Quant aux spécialistes, soignants ou chercheurs, la modestie de leurs connaissances affecte leur crédibilité. Les querelles autour de l'idiotie et de l'autisme sont exemplaires.

Avec cette revue de l'histoire de l'autisme, j'espère relativiser les controverses.

Deux psychiatres talentueux doivent être isolés. Asperger, directeur de l'école de Vienne, décrit la psychopathie autistique en 1943. Leo Kanner est un pionnier de la psychiatrie de l'enfant à l'hôpital John Hopkins à Baltimore (USA). Il a décrit l'autisme pur.

Allons, si vous le voulez bien, à leur découverte…

L'enfant sauvage de l'Aveyron (1800)

par le Pr Michel Germain & le Dr Xavier Riaud

Cet enfant sauvage de l'Aveyron a été nommé Victor. Ce jeune enfant a été rendu célèbre par le film de François Truffaut intitulé justement *L'enfant sauvage* (1970). Thierry Gineste a dit qu'il était le premier enfant fou. L'enfant a été capturé par des chasseurs dans les bois de Lacaune en 1800. Il était âgé d'une dizaine d'années. Il avait été aperçu depuis trois ou quatre ans, il était errant, marchant nu, à quatre pattes. Il se nourrissait de glands et de baies sauvages.

Il ne parlait pas et personne ne connaissait son origine. Après une première fugue, il a été rattrapé. Échappé à nouveau, il s'est rapproché des fermes. En janvier 1800, l'hiver était très froid et il s'est réfugié chez un teinturier. Le commissaire du gouvernement, averti, est venu l'arrêter. L'enfant est d'abord hospitalisé à l'hospice de Saint-Affrique. Il est recueilli par le professeur de sciences naturelles de Rodez, l'abbé Bonnaterre. Celui-ci lui consacre une notice. Le ministre de l'Intérieur informé, Lucien Bonaparte (25/12/1799-06/11/1800), le fait conduire à Paris afin d'y être examiné. Bien sûr, il y a l'intérêt populaire pour cette particularité de la nature, mais aussi la bienfaisance de l'autorité. L'enfant soulève une question scientifique. Les scientifiques, les psychologues cognitifs l'attendent pour l'examiner. Il constitue en effet une expérience spontanée pour comprendre la formation de l'esprit humain.

Il arrive à Paris en calèche le 6 août. Les journaux ne parlent que de lui. L'abbé Bonnaterre l'accompagne. Il a appelé l'enfant Joseph.

La Société des observateurs de l'Homme dans laquelle exerce Philippe Pinel, un aliéniste qu'on appellerait aujourd'hui un psychiatre. Ce dernier qui dirige les asiles d'aliénés de Paris, à l'Hôtel-Dieu, l'accueille et remarque que l'enfant ne prononce qu'un son, le « O », alors il essaie de lui faire dire le son « O » quand il a faim, quand il a besoin de quelque chose, mais rien à faire, l'enfant ne comprend pas. Après de nombreux essais infructueux, il rédige un rapport et en donne lecture en séance publique le 29 novembre 1800 : *« Voyez-vous, je pense que ce Joseph est idiot, il n'est pas devenu idiot, il est idiot de naissance, et c'est sans doute pour cela qu'il a été abandonné par ses parents dans les bois »*. Il pense qu'il ne reste qu'à l'enfermer avec les autres idiots de Paris dans un des asiles qu'il dirige. À cette séance mémorable, un jeune étudiant en médecine, Jean-Marc Gaspard Itard, qui a eu l'honneur d'être admis et d'entendre ainsi le compte-rendu clinique du grand Pinel, n'est pas du tout le même avis que ce spécialiste.

L'abbé Sicard, directeur de l'Institut des sourds-muets, écrit dans la *Gazette de France* à propos de tous ceux qui vont graviter autour de lui *: « (Ils) iront sans doute le visiter avec empressement, ceux qui, depuis longtemps, désiraient qu'on élevât loin de toute société et de toute communication intellectuelle, un enfant à qui personne n'eût jamais parlé, et dont on aurait épié jusqu'aux moindres mouvements qu'il aurait employés, pour l'expression de ses premières pensées ; si tant est qu'un puisse penser sans signes fixes et convenus ».* L'abbé Sicard avait accepté de l'héberger à l'institut.

La pensée de l'abbé Étienne Bonnot de Condillac dont les pères fondateurs de la psychiatrie disaient qu'elle était avec celle de l'Anglais Locke leur principale source d'inspiration. Sa théorie est loin de faire l'unanimité : il s'agit pour lui de fonder une psychologie rigoureuse. Sa théorie s'oppose au platonisme de Jean-Jacques Rousseau.

« (Il) estimait que l'homme de nature, nécessairement bon, n'était pas dans l'obligation de commercer avec les autres. Il pouvait s'épanouir seul, sans rien demander à ses semblables. J.-J. Rousseau estimait que ce qu'il nommait pitié était une vertu inscrite dans le cœur de l'homme comme dans celui des animaux. L'origine du langage lui semblait obscure, la parole lui semblant nécessaire pour établir l'usage de la parole ».

Le sauvage de l'Aveyron relance les controverses. Est-il le bon sauvage dont rêvait J.-J. Rousseau ou est-il une erreur de la nature, un idiot congénital à l'organisation déficiente ?

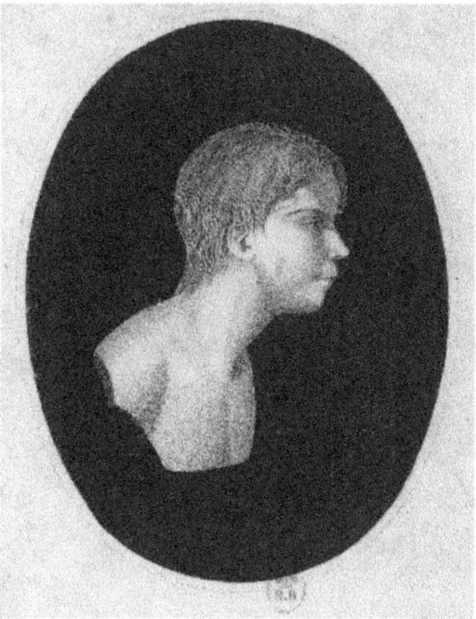

Première représentation de l'enfant sauvage de l'Aveyron (domaine public).

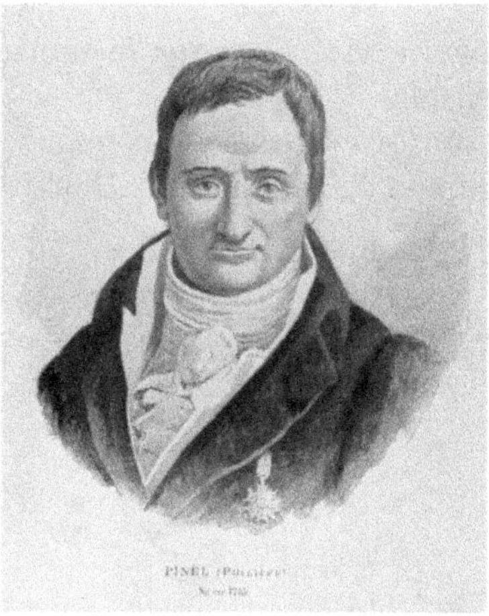

Philippe Pinel (1745-1826), réf. CICL00001, © BIUS, Corlieu.

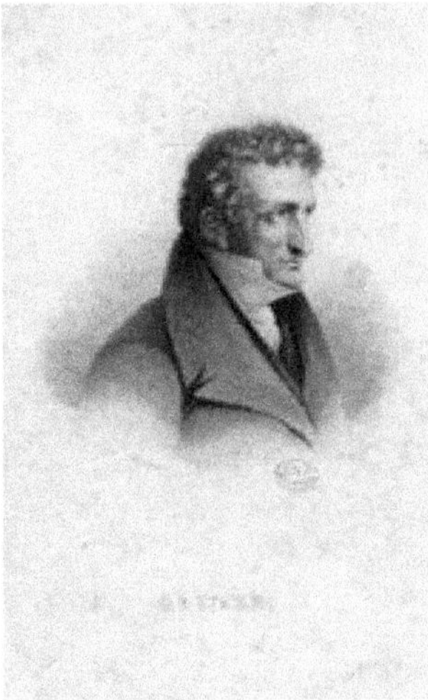

Jean E. M. Gaspard Itard, réf. CIPB1087, © BIUS, Corlieu.

<u>Références bibliographiques</u> :

Bibliothèque interuniversitaire de Santé, Paris, 2010.

Corlieu Auguste, *Centenaire de la Faculté de Médecine de Paris (1794-1894)*, Alcan – Baillère – Doin – Masson (éd.), Paris, 1896.

Bonnaterre P.-J. *Notice historique sur le sauvage de l'Aveyron*. Paris. Hachette. 1800.

Gineste T. *Victor de l'Aveyron, dernier enfant sauvage, premier enfant fou*. 3e édition. Paris. Hachette. 2004.

Histoire de l'autisme.
Les deux pionniers majeurs

Dans l'histoire de l'autisme, commençons par les deux auteurs les plus connus pour leur travail sur cette affection : Leo Kanner et Hans Asperger.

- LEO KANNER (1894-1981)

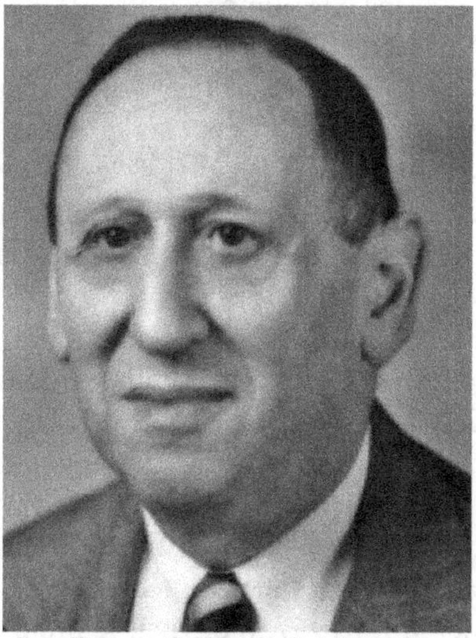

Leo Kanner, © Francis de Magondeau.

Leo Kanner est né le 13 juin 1894 à Klekotow. C'est une province de l'Empire austro-hongrois située en Ukraine. Il grandit dans la communauté juive. Il poursuit sa scolarité élémentaire dans un chéder, école élémentaire traditionnelle enseignant les bases du judaïsme et de la langue hébraïque. Il présente des talents littéraires précoces. Il écrit des poèmes dès l'âge de dix ans. À 12 ans, Leo va chez un oncle à Berlin où il est rejoint par toute sa famille. Leo Kanner a 19 ans lorsqu'il débute des études de médecine à l'université de Berlin. La Première Guerre mondiale débute un an plus tard, en 1914. Kanner doit arrêter ses études. Il est affecté au service de santé des Armées. En 1918, la paix revient. Il achève son cursus médical et il adopte la nationalité allemande. Il devient interne à l'Hôpital de la Charité de Berlin jusqu'en 1922. Il pratique la cardiologie. En 1924, pour échapper à l'inflation galopante et terrible en Allemagne, il émigre aux États-Unis avec sa femme et sa fille. En 1924, sur les conseils d'un jeune médecin américain rencontré en Allemagne, il choisit d'émigrer aux États-Unis. Initialement, il travaille dans un hôpital d'État du sud Dakota. Puis, il se spécialise en psychiatrie avec Adolphe Meyer. Celui-ci l'a fait nommer, en 1930, responsable d'une unité de psychiatrie de l'enfant. Celle-ci a été créée dans le département de pédiatrie de l'Hôpital Johns-Hopkins à Baltimore. Entre 1924 et 1928, il exerce comme Senior Assistance à l'Hôpital d'État de Yankton dans le Dakota du Sud.

Il perfectionne son anglais. Il souhaite aussi approfondir ses connaissances en psychiatrie. Il poursuit des études à l'Université Johns-Hopkins et obtient un poste à la Harrie Lane Home for Invalid Children, établissement d'accueil pour enfants infirmes.

En 1930, il crée le premier service de psychiatrie infantile dans un hôpital de Baltimore, à l'hôpital Johns-Hopkins. En 1935, il publie son travail, *Child Psychiatrie*. C'est le premier ouvrage de référence dans cette discipline en langue anglaise. En 1943, son article princeps intitulé *Autistic Disturbance of Affective Contact* voit Kanner s'atteler à la description du syndrome qui connaîtra l'appellation d'autisme infantile précoce. Il est aussi appelé « autiste de Kanner ». En 1957, il devient le premier professeur de pédopsychiatrie de l'université Johns-Hopkins, après avoir écrit un traité de psychiatrie de l'enfant. Il sera le premier rédacteur et chef du *Journal of Autism and Childhood Schizophrenia* de 1971 à 1974.

En 1938, il rencontre un jeune garçon de 5 ans capable de donner la liste de tous les présidents des États-Unis, de réciter l'alphabet dans les deux sens et de prononcer le texte du 23e psaume de David. Cependant, il est incapable de poursuivre une conversation et il n'a aucun contact avec les autres. L'article écrit en 1943 présente une première cohorte de onze enfants : 8 garçons et 3 filles. Truffé d'anomalies syntactiques, leur langage donne un sens inflexible aux mots. Leo Kanner est impressionné par la distance émotionnelle des enfants. Il insiste sur deux symptômes : *aloneness* (la solitude) et la *sameness* (l'immuabilité). Il est frappé par l'importance de l'angoisse avec des colères violentes. Leo Kanner note aussi que l'autiste peut refuser la nourriture, ou la vomir. L'enfant autiste semble prêter une attention sélective aux petits détails. Il se fixe sur des objets particuliers qu'il peut faire tourner et s'enferme dans des balancements. Leo Kanner met l'angoisse de l'enfant au centre de sa réflexion. Selon lui, c'est de cette angoisse majeure et de la nécessité de l'enfant de lutter contre elle que découlent selon lui les autres symptômes. L'enfant dédaigne, ignore, exclut ce qui vient le déranger. Il est heureux lorsqu'on le laisse tranquille. La tension anxieuse interfère avec le désir de solitude, d'où les répétitions obsessionnelles. La peur des changements est un des facteurs majeurs dans l'explication des répétitions monotones. Les signes se sont manifestés très précocement. Les difficultés relationnelles des enfants autistes touchent spécifiquement leur rapport avec des personnes. L'enfant autiste fuit les autres humains et fait preuve d'un excellent contact avec les choses qu'il manipule.

Leo Kanner taxe les familles d'autistes de hautement intelligentes, mais peu aimantes. Les mariages sont peu heureux, père et mère semblent plus préoccupés par des *« abstractions scientifiques, littéraires ou artistiques »* que par les relations de la vie quotidienne. Leo Kanner suggère la possibilité d'un handicap biologique comme les handicaps physiques ou intellectuels innés.

L'importance du travail de Leo Kanner et le succès rencontré par sa description ont éclipsé d'autres efforts pour différencier l'arriération mentale et la schizophrénie infantile de syndromes « spécifiques ».

Leo Kanner conclut : « Personne n'a jusqu'à présent réussi à trouver une thérapeutique détaillée, des drogues, une méthode ou une technique qui puissent amener les mêmes résultats ou des résultats similaires durablement pour tous les enfants qui y furent soumis ».

Leo Kanner engage à poursuivre des recherches, espérant que des indicateurs biologiques permettront de classer les autistes selon une échelle de gravité. Certes, la biologie aujourd'hui reste décevante, les méthodes thérapeutiques et éducatives se sont multipliées, entraînant des conflits.

Leo Kanner possède onze cas d'enfants suivis depuis 1938, dont huit garçons et trois filles. Et publie son article *Autistic Disturbance of Affective Contact.*

Or, la même année, Hans Asperger publie sur des enfants avec les mêmes caractéristiques. Comment ces deux auteurs l'un à Baltimore (USA) et l'autre à Vienne (Autriche) ont individualisé le même syndrome à la même époque ?

C'est grâce à George Frankl, pionnier de l'autisme. La description d'autisme de Kanner et d'Asperger est voisine. Selon eux, c'est essentiellement un trouble inné du contact affectif. L'autisme de Leo Kanner est un déficit inné.

Leo Kanner fait mention du rôle défavorable de l'environnement familial.

Les parents d'enfants autistes partout dans le monde se regroupent en associations, créant des institutions. Leo Kanner finit par exempter les mères de toute responsabilité. Ces déclarations ont un vif succès. Au moment où la pédopsychiatrie veut conquérir son autonomie par rapport à la pédiatrie et à la psychiatrie.

<u>Références bibliographiques</u> :

Kanner L. *Child Psychiatry.* Springfield : Illinois. First edition. 1935.

Kanner L. *A History of the care and study of the mentally retarded.* Springfield III. 1944.

Kanner L. *Early infantile autism.* J. Pediatric. 1944. 211-217.

- Hans ASPERGER (1906-1980)

par le Pr Michel Germain & le Dr Xavier Riaud

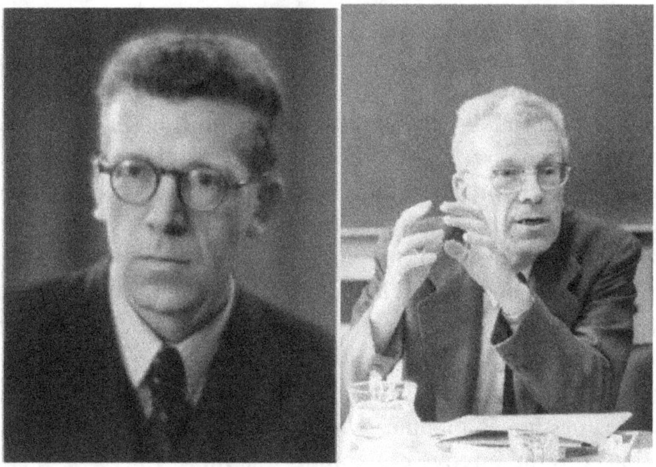

Hans Asperger, © Francis de Magondeau.

Hans Asperger est né en Autriche, le 18 février 1906, à Hausbrunn. Il vit dans une famille catholique pieuse, aimante et très stricte. Son père est comptable et il a deux frères plus jeunes dont un décède dans son enfance. C'est un étudiant brillant aimant la philosophie et la littérature. Il fréquente un mouvement catholique conservateur de jeunesse qu'il soutient durant toute sa vie. Il y pratique randonnée et alpinisme. Après le lycée, il réussit avec mention très bien son examen de fin d'études secondaires. Il débute des études de médecine à Vienne en 1925. Il obtient son diplôme de médecine en 1931. Il s'oriente vers la pédiatrie et la pédagogie curative. Il est influencé par le Pr Clemens von Pirquet. Il rejoint rapidement la clinique d'Erwin Lazar qui décède en 1932. Von Pirquet meurt, il est remplacé par Franz Hamburger, activiste nazi, à la chaire de pédiatrie. Valérie Brück est remerciée : elle était à la tête de la clinique de pédagogie curative. Hans Asperger, bien que plus jeune de 10 ans, lui succède en 1933-1934. Il se marie avec Hanna Kalmon. Il l'a rencontrée lors d'une randonnée en montagne. Il aura avec elle cinq enfants : quatre filles et un fils.

L'une de ses filles, Maria, deviendra pédopsychiatre. Il poursuit ses recherches avec l'aide de l'équipe en place plus expérimentée.

Cette équipe comprend Georg Frankl, Anni Weiss, Joseph Feldner et sa sœur Victorine Zac. Le contexte politique devient difficile. Anni Weiss part la première en 1934 pour les USA. George Frankl quitte Vienne en 1937.

La montée du nazisme et la politique anti-juive facilitent la progression du jeune Hans malgré le fait qu'il est inexpérimenté. Hans Asperger a un rôle très controversé pendant la guerre. En fait, il a une passivité complice, mais il n'a pas adhéré au parti nazi. Les Allemands annexent l'Autriche en 1938 (Anschluss). Le 3 octobre 1938, Asperger présente une partie de son travail sur l'autisme à l'université de Vienne. C'est le premier exposé public sur l'affection. Am Spiegelgrund est un sanatorium créé en 1940 dans les locaux de l'hôpital psychiatrique Steinhof de Vienne. 789 enfants y ont été euthanasiés au titre de l'Aktion T4 d'euthanasie des handicapés physiques et aliénés mentaux. Asperger a largement participé aux sélections qui ont envoyé ces enfants à la mort. En 1942, il envoie 35 enfants qu'il juge incurables vers ce centre où ils seront tous tués[2].

---

[2] *Définitions :*
T4 est le nom de code de l'opération d'euthanasie dont le bureau de direction se trouve au *4* de la *T*iergartenstraβe à Berlin. Les SS interviennent à tous les échelons de l'organisation, mais n'en ont pas le contrôle. *Invaliden-Aktion* est l'appellation courante de l'*Aktion 14 f 13* qui a pour objectif l'élimination dans les instituts d'euthanasie, à partir du printemps 1941, de tous les concentrationnaires handicapés mentaux. Elle est sous l'égide absolue de la SS. Dans le langage himmlérien, le terme *14 f* désigne la condamnation au gazage et le chiffre *13* désigne les malades mentaux. *Gekrat* est le nom donné à la société à responsabilité limitée d'utilité publique, entièrement sous l'autorité des SS, chargée du transport des malades. Elle a été créée dans le cadre du programme d'euthanasie pour acheminer, ce que les nazis nomment les vies indignes d'être vécues, vers les instituts de gazage de Grafeneck, Bernburg, Sonnenstein, Brandenburg, Hadamar et Hartheim.

Mise en place, déroulement et statistiques de l'Opération T4 :
Dès 1933, Hitler promulgue une loi de stérilisation. Toutes les personnes atteintes de maladies héréditaires seront stérilisées. Le 18 octobre 1935, une autre loi interdit à toute personne atteinte de maladie héréditaire de se marier et de procréer. En 1935, le ministre de la Justice de Hitler, le Dr Gürtner fait publier à Berlin, un code pénal condamnant formellement l'euthanasie. Le seul cas d'euthanasie accepté par ce code est celui dans lequel le médecin est reconnu libre de ne pas prolonger artificiellement une existence déjà condamnée et de transformer une agonie

prémortelle en sommeil définitif. En octobre 1939, Hitler décide d'orienter le pays vers une véritable économie de guerre. Les infrastructures destinées à soigner les aliénés mentaux et les handicapés physiques coûtent cher à l'État. Tourné vers la guerre, le pays a besoin de toutes ses forces vives et ne peut se permettre de telles dépenses. Il ne peut s'occuper des *« Improductifs »*. La solution est simple, ils seront éliminés (cf. Riaud Xavier, « L'Opération T4 ou l'implication des chirurgiens-dentistes allemands dans l'idéologie d'eugénisme et dans l'euthanasie des aliénés mentaux », in *Revue d'Histoire des Sciences médicales*, tome XLI, n° 1, janvier-février-mars 2007, pp. 105-112.). Sur 600 000 lits d'hôpitaux, 300 000 sont attribués à des malades mentaux, incurables ou non ; sans parler de l'entretien quotidien que cela représente entre le personnel médical et le ravitaillement, soit environ 350 milliards de marks par an. Pour Hitler, cela ne peut durer. Il désigne pour déterminer les tenants et les aboutissants d'une éventuelle action, le Dr Karl Brandt, commissaire du Reich à la médecine et à la Santé et le *Reichsleiter* Bouhler. Un mois après, Hitler signe un décret antidaté au 1er septembre 1939, rédigé sur son papier personnel qui ne sera remis au ministre de la Justice, le Dr Gürtner que le 27 octobre 1940. Le silence le plus rigoureux est fait autour de cette mesure. Les médecins faisant partie de la centrale T4 prennent des noms fictifs. Les formulaires sont signés de noms de personnes qui n'existent pas. Tout est cloisonné. Chaque asile allemand reçoit un questionnaire d'état civil et médical à remplir pour chaque malade. L'utilisation qui en sera faite n'est pas mentionnée. Une fois remplis, les directeurs d'établissements doivent les renvoyer au ministère de l'Intérieur avant le 1er novembre 1939. Ces questionnaires photocopiés sont alors remis à une quinzaine d'experts en psychiatrie qui étudient chaque dossier et donnent un avis favorable ou non. Leurs avis retournent au ministère où deux surexperts chargés de la décision finale les attendent. Le ministère de l'Intérieur fixe au début à 20 % le nombre des malades envoyés à la mort. Ce pourcentage est le seul critère d'importance. D'une croix rouge, ces deux surexperts ont envoyé arbitrairement des milliers d'individus à la mort. Quelques jours après, les aliénés sont transférés dans un autre établissement. En janvier 1940, de hauts dignitaires nazis, en quête d'un moyen pour exterminer rapidement et efficacement les malades, se rendent à Brandenburg pour assister à une expérience de mise à mort par le monoxyde de carbone. Quatre hommes sont enfermés dans un local prévu à cet effet, muni d'un hublot qui permet aux experts de constater les effets du gaz. Ils meurent en 22 secondes. L'essai est concluant. Une chambre à gaz vient de tuer pour la première fois. Très vite, des centres d'extermination sont installés.

Plus tard, les familles des victimes reçoivent une lettre annonçant la mort inattendue du malade.

À côté de ces mesures légales, des médecins pratiquent aussi une euthanasie sauvage.

Le service de santé établit une statistique officielle de l'Opération T4 en 1942. Le nombre de malades exterminés au 1er septembre 1941 a atteint le chiffre de 70 273. L'extermination, d'après cette étude, aurait permis de faire une économie de 88 543 980 R.M. par an. Ce chiffre doit être décuplé quand on sait qu'un malade séjourne en moyenne dans un institut durant 10 ans, soit l'équivalent de 33 731 000 œufs et 88 544 040 kilos de légumes (cf. Riaud Xavier, « L'Opération T4 ou

De 1943 à 1945, Asperger est médecin dans la Wehrmacht. Il semble avoir mis de la distance avec l'idéologie nazie, il n'est pas membre du parti. Toutefois, il travaille sous l'autorité de Franz Hamburger qui lui est un fervent serviteur du parti nazi et pour qui il ne cache pas son admiration. Après l'Anschluss, il est évalué par le parti nazi afin d'estimer sa fiabilité. En 1939, les conclusions ne sont qu'éloge, l'homme se rapproche chaque jour davantage de l'idéologie nazie. Cette année-là, il publie un article engagé dans une revue publiée par un nazi notoire très engagé dans les thèses d'hygiène raciale. En 1940, il écrit une lettre où il s'engage à officier pour les Jeunesses hitlériennes. La Gestapo de Vienne diligente une enquête de moralité à son encontre et affirme n'avoir rien contre lui. En 1943, il obtient l'habilitation du contrôle politique.

Après la guerre de 1939-1945, il reprend sa carrière universitaire et retrouve le service qu'il dirigeait. Celui-ci a été détruit par un bombardement. De 1946 à 1949, il est directeur suppléant de la clinique pédiatrique de Vienne. Il publie un ouvrage de synthèse sur la pédagogie curative en 1952. Il dirige pendant cinq ans la clinique pédiatrique d'Innsbruck. Andreas Rett est un autre nom dans l'autisme, il fut son élève. Asperger est nommé professeur émérite en 1977. Il donne sa dernière conférence six jours avant sa mort, qui est le 20 octobre 1980.

---

l'implication des chirurgiens-dentistes allemands dans l'idéologie d'eugénisme et dans l'euthanasie des aliénés mentaux », in *Revue d'Histoire des Sciences médicales*, tome XLI, n° 1, janvier-février-mars 2007, pp. 105-112.).

En apprenant cette mesure, le peuple s'émeut. Les églises allemandes et certaines personnalités allemandes s'indignent et mettent tout en œuvre pour que cette action scandaleuse cesse. Le 24 août 1941, Hitler ordonne à Karl Brandt d'interrompre l'Opération T4. Dès novembre 1941, Himmler met en place l'*Aktion 14 f 13* qui reprend toute l'organisation de l'Opération T4. Cette fois-ci, ce programme sera dirigé par la SS, dans l'univers clos des camps de concentration. Tous les détenus incapables de travailler et qui, d'après lui, encombrent inutilement les camps de concentration seront éliminés. Il n'y aura plus aucune rumeur, aucune critique, aucune protestation. Le déroulement des opérations restera identique à celui de la T4. En fait, les chiffres obtenus par la commission des crimes de guerre, pour le Tribunal international de Nuremberg, triplent largement le total de la statistique de 1942. Plus de 200 000 aliénés meurent dans le cadre de l'Opération T4. Plus de 10 000, dans le cadre de l'*Aktion 14 f 13*. En tenant compte de l'euthanasie sauvage, ce sont environ 260 000 personnes qui sont ainsi exterminées.

Le syndrome d'Asperger ne doit pas être confondu avec l'autisme à haut niveau de fonctionnement. La notion de syndrome d'Asperger est officiellement utilisée jusqu'en 2018 pour désigner un autisme sans déficit intellectuel ni retard de langage et demeure d'usage dans le langage courant. Le syndrome d'Asperger est défini par Lorna Wing à partir de la *« psychopathie autistique »* décrite en 1944 par Hans Asperger. Le syndrome d'Asperger intègre la classification nosographique de 1993, dans le cadre des troubles envahissant du développement (CIM 10) et en 1994 dans celui du DSM. Au cours des années 2010, il entre dans *« les troubles du spectre de l'autisme (TSA) »*. Le diagnostic de syndrome d'Asperger n'est plus utilisé par les médecins et dans la littérature scientifique en raison du passé eugéniste de Hans Asperger. Comme tous les TSA, le syndrome d'Asperger se caractérise par des difficultés significatives dans les interactions sociales associées à des intérêts spécifiques ou des comportements répétitifs. Il se différencie de l'autisme de Kanner par l'absence de déficits intellectuels et de retard dans l'apparition du langage. Il s'associe souvent à une maladresse physique et à une utilisation atypique de la parole. Les thérapies cognitivo-comportementales se concentrent sur les capacités de communications, les routines obsessionnelles et répétées. À l'âge adulte, la majorité des enfants s'adaptent à la vie en société, mais leurs difficultés sociales et de communication persistent. Les causes du syndrome d'Asperger sont majoritairement génétiques. Les recherches neurologiques ont révélé des troubles sélectifs de l'empathie. Les enfants Asperger s'adaptent à la vie en société en étant adultes, mais les troubles de l'humeur, surtout l'anxiété et la dépression, persistent. Certains chercheurs comme Simon Baron-Cohen, Daniel Tammet, suggèrent que cet autisme peut être considéré comme une différence plutôt qu'un handicap. Les limitations handicapantes sont souvent associées à des compétences parfois exceptionnelles. Il existe un fort intérêt pour certains domaines : la chimie, l'informatique, les trains. L'autisme reste difficile à définir. Le syndrome d'Asperger est reconnu comme trouble du spectre de l'autisme (TSA).

L'Organisation mondiale de la santé (OMS), sous le qualificatif *« trouble envahissant du développement »* dans la CIM 10, qualifie l'autisme infantile, le syndrome d'Asperger et l'autisme typique. Ils sont caractérisés par des troubles de la communication et des interactions sociales. Ils sont accompagnés de comportements et de centres d'intérêt restreints et de comportements répétitifs. L'autisme typique (autisme infantile dit autisme de Kanner) se distingue du syndrome d'Asperger surtout par le retard de l'apparition du langage pour le syndrome de Kanner.

De plus, il y a un handicap intellectuel dans l'autisme typique, il n'y en en pas dans le syndrome d'Asperger. Parmi les troubles envahissants du développement (TED), l'autisme infantile et le syndrome d'Asperger réunissent les caractéristiques classiques de la triade autistique : difficultés de communication et d'interaction sociale, comportements répétitifs, et intérêts restreints. Hans Asperger donne sa dernière conférence six jours avant sa mort, le 20 octobre 1980.

Références bibliographiques :

Asperger H. *Die Austischen Psychopathenilm, Kindesalter*. Berlin. Archiv für Psychiatrie und Nervenkrankeheiten. 1944. 76-136.

Asperger H. *Heilpädagogik. Einführung in die Psychopathologie des Kindes für Ärzte*, Lehrer, Psychologen und Fürsorgerinnen. Vienna. Springer. 1952.

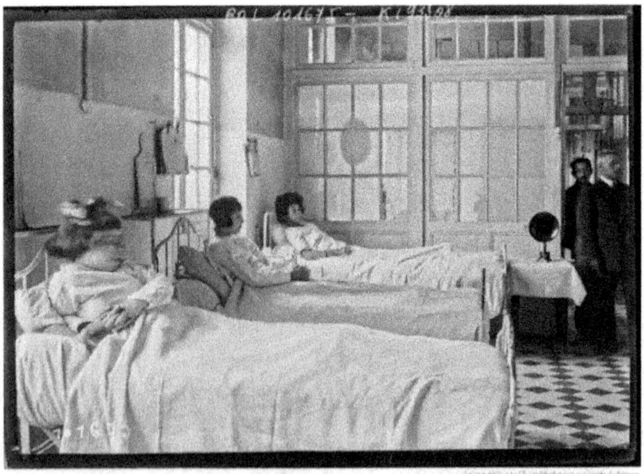

Hôpital d'enfants, © Francis de Magondeau.

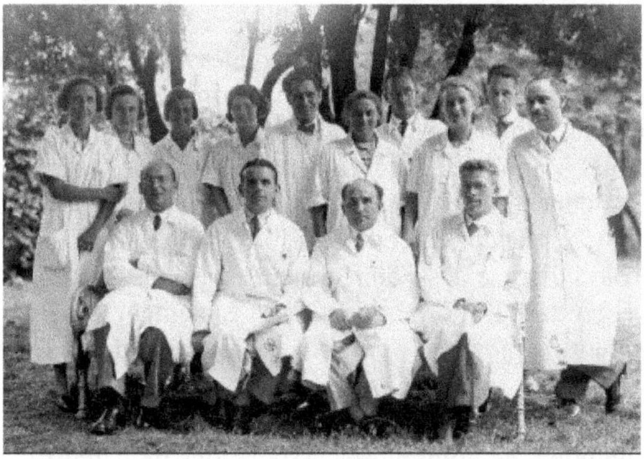
Asperger sur la droite, assis, © Francis de Magondeau.

- AUJOURD'HUI

Les rencontres entre les personnes 'Aspie' permettent également aux personnes ayant un TSA de nouer des liens avec des personnes ayant le même fonctionnement cognitif et ainsi leur permettre de se sentir compris. Les personnes adultes Asperger discutent beaucoup sur Internet (notamment sur des groupes Facebook) et organisent des rencontres (du type « café Asperger ») pour échanger, et s'entraider. De nombreuses associations de rencontres existent, comme Asperger-amitié en région parisienne, qui est parrainée par Josef Schovanec. D'après le psychanalyste Hervé Bentata, bien que cette volonté de créer des liens paraisse contradictoire avec les difficultés de communication causées par le syndrome, elle s'explique par la forte utilisation d'Internet et des réseaux sociaux en amont, permettant d'éviter les interrogations.

Il y a une grande variété dans la reconnaissance du syndrome d'Asperger et dans les prises en charge selon les pays du monde. En fonction du pays d'origine de la personne et de son ethnicité, le diagnostic et la méthode de prise en charge peuvent être complètement différents. L'acceptation sociale et culturelle se révèle très variable également. Le syndrome d'Asperger est généralement bien reconnu et pris en charge dans les pays occidentaux. Les pays scandinaves, le Canada, la Suisse, les États-Unis, la Belgique, l'Irlande, l'Allemagne et le Danemark, notamment, comptent des recruteurs spécialisés chargés de trouver des personnes Asperger pour certains emplois dans lesquels elles sont plus performantes que les personnes neurotypiques. En Chine, l'autisme n'est ni reconnu ni pris en charge, toute « anormalité » étant réprimée chez les enfants dans le système d'éducation chinois. En Inde en revanche, le diagnostic existe (2015), prenant en compte le profil clinique et la comorbidité. Ce pays dispose aussi de recruteurs spécialisés pour employer des Asperger dans l'informatique. C'est également le cas au Japon, où les parents disposent de conseils ciblés pour élever les enfants avec SA.

En Belgique, de nombreuses associations de parents d'enfants Asperger et autistes existent et un centre de diagnostic, le SUSA, a été créé. L'enseignement officiel, tel qu'il est organisé en Belgique francophone, n'offre pas d'encadrement ni de soutien scolaire pour les enfants. Les parents estiment que le diagnostic est insuffisant et que la non-reconnaissance du SA comme handicap entraîne de nombreuses difficultés. Malgré tout, la prise en charge serait meilleure qu'en France. Il n'existe aucune étude épidémiologique fiable pour estimer combien de personnes pourraient être touchées. Le SA est fortement médiatisé en Belgique depuis 2013 (grâce notamment à certaines séries télévisées comme *The Big Bang Theory* dans laquelle un des héros, Sheldon Cooper, a un trouble similaire au syndrome d'Asperger, ou encore *Atypical*, série racontant les déboires d'un jeune Asperger), ce qui a provoqué (d'après Peter Vermeulen) un phénomène de surconsultation.

Jusqu'en 1995, toutes les personnes autistes étaient dirigées vers des institutions peu adaptées. Le syndrome d'Asperger est désormais bien connu du grand public au Canada, y compris au Québec. Des efforts ont porté sur l'intégration des autistes dans le milieu scolaire, dans un cadre *« le plus normal possible »*. Des diagnostics abusifs sont suspectés. Laurent Mottron écrit qu'*« une épidémie de syndrome d'Asperger liée à la capacité du diagnostic de TED de générer des services, et à sa notoriété médiatique, s'est donc répandue au Québec ces dernières années* (2004) *»*. D'après lui, cette hausse du nombre de diagnostics a conduit à réviser le dossier de nombreuses personnes SA bénéficiant de prestations sociales.

Les aides sociales aux personnes diagnostiquées ont depuis été supprimées, ou largement diminuées, au motif que les personnes Asperger ne sont pas *« suffisamment handicapées »*. Les entreprises canadiennes bénéficient d'une diffusion d'informations large concernant les avantages à employer une personne autiste.

Le syndrome est très bien connu aux États-Unis, où il est également très médiatique, notamment grâce à un épisode de *South Park* qui en parle, et à la mode qui consiste à voir *« a touch of Asperger's »* chez de nombreuses personnes ayant réussi (dans les sciences et l'informatique en particulier). Dans les colonnes du *Washington Post*, l'investisseur Peter Thiel estime que cette *« touche de syndrome d'Asperger »* est la condition nécessaire à la réussite dans ces domaines. Pour la pédiatre neurologue Martha Denckla, *« les seuls Américains qui, dans le futur, ne seront pas considérés comme ayant une touche de syndrome d'Asperger seront les politiciens et les lobbyistes »*. Cela explique de nombreux surdiagnostics au détriment d'autres troubles affectant les relations sociales. En Californie, dans la Silicon Valley en particulier, les personnes avec syndrome d'Asperger sont considérées comme un atout sur le marché de l'emploi en informatique. « Aspiritech », une ONG sans but lucratif, basée à Highland Park, place et engage des Asperger comme testeurs de logiciels dans des entreprises d'informatique. Malgré tout, comme dans les autres pays qui reconnaissent ce diagnostic, les porteurs du syndrome sont globalement sous-employés aux États-Unis.

Selon Laurent Mottron et des témoignages d'Asperger, la France a un *« retard considérable »* dans la reconnaissance du SA, avec de lourdes conséquences. Jusqu'aux années 1970, selon Mottron, les formes d'autisme détectées pendant l'enfance étaient généralement qualifiées de *« psychoses infantiles »*. Le psychiatre Jacques Hochmann note que certains psychanalystes, tel Roger Misès, préféraient l'expression *« dysharmonie évolutive »* pour signifier les chances d'évolution. Jusqu'à la fin du XXe siècle, les enfants diagnostiqués étaient dirigés vers une prise en charge psychanalytique et traités, selon le psychopédagogue Jean-Pierre Juhel, comme des malades mentaux. La France reste imprégnée de cette approche. De faux diagnostics ont conduit à des confusions avec la schizophrénie.

Les classifications internationales de l'autisme ne sont pas toujours d'usage en France, le SA peut être ignoré par des professionnels réticents à annoncer le diagnostic en raison d'orientations théoriques personnelles. Le syndrome d'Asperger n'a été individualisé dans la CFTMEA qu'en 2000. Des termes du type *« dysharmonie » et « trouble complexe, et multiple du développement (MCDD pour Multiple Complex Developpemental Disorder) »* sont souvent utilisés en France pour décrire ce qui correspondrait à une SA dans d'autres régions du monde. Ces termes ne figurent pas dans la nomenclature internationale CIM-10 et ne devraient plus être utilisés, selon les recommandations. Les Centres Ressources Autisme sont habilités à identifier le SA et à accompagner les personnes concernées. Selon l'association Asperger aide, il y aurait entre 100 000 et 400 000 autistes Asperger en France, pour la plupart non diagnostiqués, en particulier chez les adultes. En l'absence de prise en charge adaptée, seul 1 % d'entre eux trouveraient un travail fixe. La Pr Marion Leboyer fait état d'une explosion des demandes de diagnostic du SA en France, sans que les financements et les moyens humains permettent d'y répondre convenablement (2016).

La prise en charge est réputée excellente en Israël. L'association Effie se charge d'informer et de renseigner à ce sujet. Différentes initiatives visent à faciliter l'intégration scolaire, l'obtention d'un diplôme et celle d'un emploi. Un collège-synagogue existe depuis 2009 pour accueillir et éduquer gratuitement toute personne Asperger âgée de 18 à 26 ans. En 2013, les services de renseignements militaires israéliens ont même créé une unité spéciale composée uniquement de jeunes autistes : l'unité 9900. Leur mission consiste à décrypter des images satellitaires.

Le syndrome est très bien connu au Royaume-Uni et diverses initiatives ont visé à favoriser l'intégration des personnes Asperger. Une expérience de service d'accès à l'emploi a permis à 70 % des adultes qui en ont bénéficié de trouver un poste, ce qui constitue « *un taux remarquable* ». Néanmoins, avec les changements intervenus dans le DSM-5, la loi sur l'égalité de 2010 (*Equality Act*

2010) est potentiellement discriminatoire et n'assure plus forcément d'égalité de traitement pour les personnes avec le syndrome d'Asperger. En Irlande, l'association *Aspire* (Asperger Syndrome Association of Ireland Ltd.), créée par des parents, est chargée de l'information sur le syndrome depuis 1995. L'organisation *AsIAm* agit également sur ce terrain depuis 2014.

En Suisse, le syndrome d'Asperger reste assez peu connu. Cependant, des progrès sensibles sont remarqués pour ce qui concerne le diagnostic et la prise en charge des enfants, ainsi que l'information sur le syndrome. Le taux de non-intégration des Asperger pour l'emploi est estimé à environ 90 %, avec de nombreux cas répertoriés de faux diagnostics et de prises en charge inadaptées. Diverses initiatives visent à intégrer des personnes Asperger sur le marché de l'emploi dans l'informatique, comme celles d'*Asperger Informatik* à Zurich et *Specialisterne Schweiz* à Berne, qui proposent un environnement de travail adapté (réduction des bruits, non-utilisation du téléphone, etc.). Les personnes diagnostiquées et sans emploi ont droit à une rente d'invalidité.

Depuis les années 1990, une partie du débat autour du syndrome d'Asperger s'est déplacée du terrain médical vers le terrain sociétal. Au fil des découvertes, la façon de considérer le SA a évolué. Longtemps assimilé à tort à une maladie mentale, il est de nos jours généralement reconnu comme étant un handicap, et de plus en plus perçu comme une *« différence »*.

Les personnes diagnostiquées Asperger peuvent se désigner elles-mêmes comme étant des *aspies* (un mot employé pour la première fois par Liane Holliday Willey en 1999). Rudy Simone a inventé le mot-valise *» aspergirl »* (*girl* : fille) pour désigner les femmes Asperger, en 2010. Le terme de *« neurotypique »* (abrégé NT) est employé pour décrire les personnes dont le développement et l'état neurologique sont typiques. Internet permet aux personnes avec SA de communiquer et de célébrer leur diversité d'une manière auparavant impossible en raison de l'éloignement géographique. Une communauté autiste s'est formée. Des sites web tels que Wrong Planet ont rendu les rencontres entre personnes Asperger plus faciles. De nombreuses personnes, diagnostiquées Asperger ou parentes de personnes diagnostiquées, ont fait part des difficultés qu'elles rencontrent au quotidien pour vivre avec le SA ou l'autisme de haut niveau, et des avantages que leur confère cette différence neurologique, notamment Temple Grandin dans *Ma vie d'autiste*, Josef Schovanec dans *Je suis à l'Est !*, Daniel Tammet dans *Je suis né un jour bleu*, etc.

Le débat autour du droit à la neurodiversité est lancé dans les années 1990 par l'Américaine Judy Singer dont la fille a été diagnostiquée Asperger à l'âge de sept ans. En étudiant les singularités de sa fille et les siennes, elle considère que l'association entre syndrome d'Asperger, maladie et handicap est erronée. Elle crée les termes de *« neurodiversité »* et de *« neurotypique »*, et les a diffusés largement dans la presse. Elle considère les autistes Asperger comme socialement inadaptés à une société qui les stigmatise. Certains chercheurs comme Simon Baron-Cohen et des personnes SA comme Daniel Tammet ont posé la question de savoir si le syndrome peut être considéré comme une différence plutôt que comme un handicap qu'il faudrait traiter et guérir. Des associations comme DANDA *(« Developmental Adult Neuro-Diversity Association »)*, créées en 2003 au Royaume-Uni, défendent ce *« droit à la neurodiversité »*. De nombreuses personnes Asperger s'expriment sur Internet en rejetant toute association entre le syndrome et une maladie mentale, estimant que cette condition devrait susciter un sentiment de fierté plutôt que de honte. Le soutien à cette revendication permet d'améliorer les conditions de vie des personnes Asperger. Elle forme la base du mouvement pour les droits des personnes autistes et de la fierté autiste. Parmi les sites dédiés, *Aspergian Pride (« Fierté [d'être] Asperger »)* milite contre les représentations négatives de l'autisme dans les médias et célèbre les découvertes permises par des autistes Asperger. *Aspies For Freedom* organise l'*Autistic Pride Day* (*« Journée de la fierté autiste »*).

Le débat est avivé par les différentes considérations des personnes impliquées : certains adultes diagnostiqués Asperger revendiquent leur droit de ne pas être « soignés », et affirment leur fierté vis-à-vis de leur identité neurologique, tandis que les parents d'enfants diagnostiqués sont souvent en recherche d'assistance, et d'un remède. Certains chercheurs se sont impliqués dans ce débat en voyant dans le syndrome un fonctionnement cérébral différent, et non un trouble ou un déficit. Ils estiment que le syndrome d'Asperger devrait être supprimé du *Manuel diagnostique et statistique des troubles mentaux*, tout comme l'a été l'homosexualité. La considération selon laquelle le syndrome d'Asperger est un handicap provient de la fréquente nécessité d'une éducation adaptée, en particulier dans le domaine social. Les manifestations du syndrome étant très diverses, les personnes concernées peuvent le vivre comme une « malédiction » ou au contraire comme un « don ». Parallèlement aux problèmes sociaux multiples – divorce, solitude, alcoolisme, instabilité émotionnelle, dépression... –, les talents très particuliers et l'originalité de la façon de penser des autistes Asperger ont été soulignés. Une créativité et une intelligence hors normes sont constatées chez certaines personnes. Malgré des difficultés à comprendre les émotions chez les autres, leurs créations artistiques peuvent dégager une forte émotion.

Une explication à la fascination qu'exerce ce syndrome d'Asperger réside dans le fait que des personnalités connues, notamment dans les domaines des arts et des sciences (comme Albert Einstein, Isaac Newton, Charles Darwin, William Butler Yeats, Thomas Jefferson, Alan Turing et Marie Curie), présentent des traits associés au spectre de l'autisme ainsi qu'une intelligence, et une créativité hors normes. Les excentricités du pianiste virtuose Glenn Gould ont souvent été reliées au SA. Plusieurs psychiatres ont conclu que l'ancien champion du monde d'échecs Bobby Fischer était également autiste Asperger. D'après les données à son sujet, le physicien et mathématicien britannique Paul Dirac, l'un des fondateurs de la mécanique quantique, pourrait avoir été Asperger. Ces diagnostics rétrospectifs d'autisme n'ont rien d'officiel et sont invérifiables. D'autres examens concluent que ces personnes n'étaient pas autistes, notamment en ce qui concerne Albert Einstein et Glenn Gould. Par ailleurs, particulièrement aux États-Unis, il existe une tendance de certains journalistes et biographes à voir l'Asperger chez diverses personnalités sans qu'elles ne confirment ni n'infirment, comme chez Mark Zuckerberg (Facebook) ou encore Bill Gates (Microsoft).

Selon un rapport du Pentagone rédigé en 2008 et rendu public début 2015, le président russe Vladimir Poutine aurait une SA. Toutefois, les spécialistes de l'autisme considèrent qu'il est impossible d'établir un tel diagnostic à partir de la seule étude d'enregistrements vidéo. Un journaliste néerlandais a supposé que le roi

Philippe de Belgique serait Asperger, constatant qu'il garde la liste des livres qu'il a lus et n'est pas à l'aise en public. Ce diagnostic à la méthodologie fallacieuse est critiqué par le psychologue Jérôme Vermeulen.

Malgré certains avis divergents, le Dr Olivier Dulac, neurologue à l'hôpital Necker, suggère que le facteur Cheval présentait le profil type d'un autiste Asperger et son comportement semblerait attester de quelques aspects du spectre autistique. Monomaniaque et obsédé par l'idée fixe de construire un *« merveilleux palais »* dans son jardin (ce qu'il parvint à faire), il présentait bien une structure psychologique particulière. Nils Tavernier, réalisateur du film *L'incroyable histoire du facteur Cheval* (2018), partage cette idée.

Depuis le film *Rain Man* (1988) et particulièrement à partir des années 2000, une mode du syndrome d'Asperger et de l'autisme savant conduit à une représentation de caractères et de capacités atypiques.

Le cinéma en offre aussi de fréquentes représentations, notamment dans *Crazy in Love* (2005) de Petter Næss, *Adam* (2009) de Max Mayer, *Mary et Max* (2009) d'Adam Elliot, et plus récemment *Le Monde de Nathan* (2014) de Morgan Matthews. Le film *My Name Is Khan* (2010) a comme héros principal le personnage Asperger Rizvan Khan. Le film *M. Wolff* (2016) de Gavin O'Connor met aussi en scène le SA. Le film *Corps et Âme* (2017), qui a reçu l'ours d'or au festival de Berlin en 2017, a pour personnage principal une jeune femme porteuse du syndrome d'Asperger.

Depuis la disparition de l'appellation *syndrome d'Asperger* du DSM en 2013, le diagnostic de l'autisme sous sa forme légère est remis en question en raison de l'implication d'Asperger dans les crimes de guerre nazis.

Tony Attwood (1952-)

Tony Attwood est né le 9 février 1952 à Birmingham. Il est un psychologue britannique spécialiste du syndrome d'Asperger et de l'autisme à haut niveau de fonctionnement. Il est diplômé en psychologie de l'Université de Londres. Il est l'élève d'Uta Frith en psychologie clinique de l'Université de Surrey. Il vit en Australie et dirige un établissement à Brisbane. Il s'occupe de personnes atteintes d'un syndrome d'Asperger. Il est l'auteur de nombreuses publications sur le spectre autistique et sur le syndrome d'Asperger en particulier. Il s'est fait connaître du grand public par son livre publié en 1998 intitulé *Asperger's Syndrome : A Guide for Parents and Professionals.*

Il a écrit à ma connaissance six livres :

- *Dyslexia Screening and Assessment with Profiles and Options.* 1997
- *Le syndrome d'Asperger et l'autisme de haut niveau.* 1997.
- *Exploring Feelings.* 2004.
- *The Complete Guide to Asperger's Syndrome.* 2006.
- *Asperger's and Girls.* 2006.
- *Exploring Depression and Beating the Blues.* 2016.

Tony Attwood a bien décrit le comportement des enfants Asperger. Tous les individus Asperger ne vont pas aborder autrui. Certains affichent un mutisme sélectif, ne parlent pas du tout à la plupart des gens et excessivement à des personnes spécifiques. Ils peuvent choisir de ne parler qu'aux gens qu'ils aiment. Beaucoup des Asperger apprennent peu à peu les codes sociaux, par imitation pour compenser. Ces difficultés touchent tant à l'interprétation de leurs propres émotions qu'à l'interprétation de celles des autres. Du fait de ces limitations, les Asperger éprouvent des difficultés à résoudre les conflits. Peu diplomates et peu persuasifs, ils se montrent perfectionnistes, n'aiment pas reconnaître leurs erreurs et évitent les demandes aux autres.

Une caractéristique importante du syndrome d'Asperger réside souvent dans les » *intérêts restreints* » qu'Hans Asperger décrit à tort comme des » *préoccupations égocentriques* ».

Préférant parler d'» *intérêt particulier* », beaucoup d'Asperger développent un intérêt notablement profond et intense pour un ou quelques domaines, généralement rattachés à la nature, aux sciences ou aux technologies. Les enfants aiment souvent collectionner et classer des objets.

De façon anxieuse, mais altruiste, les enfants Asperger sont plus souvent sensibles à la protection animale, aux enjeux écologiques (Greta Thunberg s'est consacrée très jeune à l'étude du changement climatique après un épisode anxio-dépressif et explique le lien avec son autisme Asperger) et aux injustices sociales. Ils peuvent de même avoir un intérêt pour des domaines touchant aux interactions sociales comme la psychologie et l'anthropologie, sans doute pour compenser les difficultés induites par le syndrome. Il peut s'agir d'un intérêt pour les trains, pour des objets dont le nom commence par la même lettre, pour la musique, les arts plastiques, les mathématiques, un thème historique (par exemple l'Égypte antique), un pays, une émission de télévision… Ces intérêts évoluent avec la société, puisque les études récentes révèlent des intérêts fréquents pour les jeux vidéo et le cinéma de science-fiction. Parfois, à l'adolescence, l'intérêt se change en » *fascination pour une personne donnée »* (qu'elle soit contemporaine ou ancienne, réelle ou imaginaire) et évolue pour inclure l'informatique, ou encore les littératures de l'imaginaire.

Les enfants Asperger aux intérêts restreints communiquent difficilement sur leur(s) centre(s) d'intérêt avec autrui. Quand ils le font, cela provoque souvent une gêne en raison de leur tendance à ramener le sujet de conversation vers leur domaine favori. Cela pose des difficultés à leurs parents, car ils peuvent fuir les activités sans rapport avec leur passion et tenter d'imposer celle-ci à leur entourage. Ils évitent aussi souvent les aspects de leur passion qui nécessiteraient certaines activités, par exemple un investissement physique, un déplacement, et surtout des contacts sociaux.

La communication peut devenir plus simple à l'âge adulte, les Asperger aux intérêts restreints pouvant devenir de véritables experts reconnus dans leur domaine. Généralement jugés comme étant *« bizarres »* ou *« inutiles »* par les personnes neurotypiques, les intérêts revêtent une fonction importante dans l'équilibre et l'identité des personnes Asperger, notamment parce qu'ils leur permettent de diminuer leur sensation de stress face à leur incompréhension du monde, en classant et en ordonnant des objets ou des informations qu'ils ont retirés de l'école. Ils ont pu passer tout leur temps plongé dans leur intérêt spécial.

Il n'est pas rare que les Asperger présentent aussi une forte résistance au changement et une propension à suivre des routines inflexibles. Cette particularité n'est généralement pas visible au premier contact, mais elle le devient en cas de partage de la vie quotidienne. Bien que les critères diagnostiques insistent sur l'inverse, il peut arriver que de jeunes enfants décrits ou diagnostiqués comme « Asperger » aient un retard comparativement à la moyenne dans l'acquisition du langage, en particulier dans l'aptitude à converser avec autrui. Ils sont surtout connus pour l'utilisation atypique qu'ils en font. La syntaxe, le vocabulaire et la phonologie sont bons (voire excellents dès l'âge de deux ans), mais ils ne savent pas utiliser le langage de façon appropriée au contexte social. Leur langage est acquis rapidement (généralement entre 18 et 30 mois) et se révèle » *hyper grammatical »*, inhabituellement sophistiqué dès le plus jeune âge, ce qui a valu aux enfants étudiés par Hans Asperger le surnom de *« petits professeurs »*. Trois aspects du langage ont un intérêt clinique : la prosodie pauvre ou atypique, le discours tangentiel et circonstanciel (tendance à parler en donnant beaucoup de détails inutiles et en s'éloignant du sujet initial), et la verbosité marquée. Bien que l'inflexion et l'intonation puissent être moins rigides ou monotones que dans l'autisme classique, les Asperger ont souvent une portée limitée dans l'intonation : la parole peut être exceptionnellement rapide, saccadée ou forte. Le discours peut transmettre un sentiment d'incohérence. Souvent, le style conversationnel ne parvient pas à fournir des contextes pour les commentaires ou ne parvient pas à supprimer les pensées intérieures. Les personnes Asperger peuvent ne pas détecter si la personne qui les écoute est intéressée ou engagée dans la conversation. Les tentatives de conclusion auprès de l'auditeur, pour augmenter la logique du discours ou pour passer à des sujets connexes, sont souvent infructueuses.

En tant que trouble envahissant du développement (TED), le syndrome d'Asperger fait son entrée dans la Classification internationale des maladies en 1993, puis dans le DSM-IV en 1994, enfin dans la CFTMEA en 2000.

Les causes exactes de l'autisme Asperger restent inconnues, comme en témoigne le rapport du comité de la revue scientifique *Nature*, « *The Autism Enigma* » (2011) : « *Malgré les progrès réalisés, les efforts pour élucider comment les gènes et l'environnement influencent le développement de l'autisme sont encore loin d'atteindre leur but* ». Plusieurs facteurs sont soupçonnés de jouer un rôle dans l'expression de l'autisme, compte tenu de la variabilité phénotypique observée chez les personnes avec Syndrome d'Asperger (SA). D'après Tony Attwood : « *Le syndrome d'Asperger n'a pas une origine psychogène, mais bien plutôt une étiopathogénie impliquant des mécanismes génétiques et des anomalies cérébrales* » (2012). Les facteurs environnementaux sont soupçonnés d'influencer l'ensemble du cerveau, plutôt qu'une partie précise. Il est possible que le mécanisme du syndrome d'Asperger soit séparé des autres troubles du spectre de l'autisme (TSA).

De nombreux éléments étayent l'hypothèse d'une transmission génétique, les membres de la famille des personnes diagnostiquées Asperger présentant souvent un ou plusieurs symptômes. Hans Asperger l'avait remarqué. Il reste à découvrir les mécanismes génétiques précis qui sont impliqués. Les recherches s'orientent sur des mécanismes communs avec l'autisme classique. Un manque de cofacteur à molybdène (MOCO) pourrait entraîner l'hypersensibilité au stress oxydatif, une diminution du nombre de synapses et une neurotransmission anormale. L'Acide γ-aminobutyrique (GABA) semble lui aussi touché, ce qui induirait les difficultés à gérer les affaires.

L'éducatrice spécialisée Carol Gray et le psychologue Tony Attwood ont proposé dans les années 1990 des critères de diagnostic tenant compte de découvertes récentes. Plusieurs instruments de dépistage existent pour les enfants, les adolescents et les adultes. Ces critères ne font pas consensus. Par exemple, l'absence de retard dans l'acquisition du langage est un critère important dans certaines grilles diagnostiques, alors que des personnes déclarées Asperger présentent ce retard. Des cas de sous et surdiagnostics sont fréquents, soit parce que la popularité des options de traitement incite à diagnostiquer des TSA pour des symptômes incertains, soit car le coût du dépistage, et la difficulté à obtenir une compensation financière inhibent, ou retardent le diagnostic. D'après Tony Attwood, le diagnostic des femmes est plus difficile que celui des hommes en raison de leur capacité à masquer délibérément leurs difficultés dans les interactions sociales. L'auteure et militante Liane Holliday Willey, elle-même Asperger, estime que les femmes sont fortement sous-diagnostiquées. De même, le diagnostic est plus difficile à poser à l'âge adulte que pendant l'enfance. Les troubles sociaux ne sont pas toujours visibles dans la petite enfance, et les adultes apprennent à les cacher par un apprentissage compensatoire. La grande majorité des travaux de recherche portent sur le diagnostic pendant l'enfance, malgré les preuves évidentes d'une persistance à l'âge adulte. La parution de plus en plus fréquente d'autobiographies à succès écrites par des autistes Asperger et d'articles sur le sujet dans les médias conduit un nombre croissant d'adultes qui s'y reconnaissent à demander un diagnostic pour eux-mêmes ou l'un de leurs proches : pour Laurent Mottron, ces demandes de diagnostic doivent être prises au sérieux, car elles mènent souvent à des confirmations.

Le taux de prévalence estimé du syndrome d'Asperger varie selon les résultats des études, de 0,3 à 48 pour 10 000 (données 2012 et 2013), ce qui donne un taux entre 1 sur 33 000 et 1 sur 208. En prenant pour base les critères du Dr Christopher Gillberg, qui ont la préférence de Tony Attwood, il y aurait un enfant Asperger pour 200 à 250 enfants non autistes.

Le syndrome d'Asperger représenterait environ 10 % des TED. Pour des raisons toujours discutées, le taux de prévalence du syndrome a tendance à augmenter au fil du temps. Diverses hypothèses explicatives sont étudiées : l'élargissement des critères de diagnostic, une meilleure connaissance du SA par les médecins et leurs familles, un changement des conditions environnementales, et sociales. Aux États-Unis en particulier, les amitiés et les relations familiales dans le milieu socioculturel ont pu conduire à cette augmentation de la prévalence du syndrome. Celui-ci est diagnostiqué chez 3 à 4 garçons pour une fille, mais un écart généralement plus faible (répartition égale), parfois plus fort (jusqu'à 9 garçons pour 1 fille), est avancé par différents chercheurs pour la répartition réelle (comptant les non diagnostiqués).

Pour Tony Attwood, il ne faut pas considérer le SA de façon trop pessimiste en ce qui concerne son évolution, la personne concernée pouvant apprendre à développer ses capacités sociales. Ainsi, environ 20 % des enfants Asperger ne correspondent plus aux critères diagnostiques une fois adultes, bien que les difficultés sociales et de communication puissent persister. L'apprentissage permet d'améliorer significativement les relations sociales au cours de la vie, y compris après l'âge de trente ans. Les déficits sociaux peuvent rester à vie, mais le résultat est généralement plus positif que pour les personnes situées dans la partie basse des troubles du spectre autistique. De plus, les symptômes du TSA sont plus susceptibles de diminuer avec le temps chez les enfants diagnostiqués avec un syndrome d'Asperger ou l'autisme de haut niveau.

Il existe peu d'études sur les conséquences du syndrome à long terme. Les personnes semblent avoir une espérance de vie normale, mais un risque accru de comorbidité d'ordre psychiatrique, affectant le pronostic.

Les difficultés sociales des Asperger provoquent de nombreux quiproquos en cas de comportement inapproprié à une situation donnée : par exemple, la difficulté à établir un contact visuel est prise à tort pour de la culpabilité. Les Asperger reçoivent de très nombreux reproches tout au long de leur vie, pour des comportements qu'il leur est impossible de changer (automutilations, maladresse sociale…). Beaucoup souffrent de l'impossibilité de nouer des amitiés. Les efforts fournis en situation de contacts sociaux peuvent leur demander un état d'alerte permanent et les pousser vers l'épuisement mental, et physique. Le stress influence très négativement les personnes Asperger, notamment parce qu'il diminue encore davantage leur perception des états d'âme d'autrui. Les signes du syndrome sont plus visibles en période de stress.

À compétences égales, les Asperger éprouvent davantage de difficultés à trouver et à conserver un emploi. Passer les entretiens d'embauche, travailler en groupe, diriger une équipe, respecter les délais et gérer leur stress sont autant d'obstacles. D'après Tony Attwood, « *il y a probablement un fort taux de syndromes d'Asperger parmi les personnes au chômage de manière chronique* », bien qu'il existe aussi des cas de réussites professionnelles remarquables.

Une étude réalisée sur les 250 000 Asperger recensés au Royaume-Uni en 2001 révèle que seuls 12 % d'entre eux ont un travail à temps plein. De manière générale, environ 90 % d'entre eux seraient sous-employés et dans l'impossibilité de gagner leur indépendance financière (2004). De plus, les Asperger ont généralement du mal à évaluer la valeur de leur propre travail et peuvent être exploités financièrement ou bien subir diverses moqueries de la part de leurs collègues. Ils sont vus à tort comme des gens fainéants, irresponsables ou stupides.

Références bibliographiques :

Asperger H. *Pädagogische Therapie beibabnormen Kindern.* Med Klin. 1939. 943-6.

Asperger H. *Heilpädagogik. Einführung in die Psychopathologie des Kindes für Ärzte, Lehrer, Psychologen und Fürsorgerinnen.* Vienna. Springer. 1952.

Simon Baron-Cohen (1958-)

Simon Baron-Cohen est né le 15 août 1958 à Londres. Il est psychologue et évolutionniste britannique. Simon Baron-Cohen est professeur de psychopathologie du développement dans les départements de psychiatrie à l'Université de Cambridge au Royaume-Uni. Il y dirige le Centre de recherches sur l'autisme. Il est également Fellow au Trinity College et membre de la British Academy. Simon Baron est connu pour ses travaux sur l'autisme, notamment sa première théorie où selon lui, l'autisme comporte, à divers degrés, une cécité ou un retard dans le développement de la théorie de l'esprit. Sa théorie ultérieure affirme que l'autisme est une forme extrême du cerveau masculin, entraînant une analyse des différences psychologiques entre les sexes en termes d'empathie et de systématisation. Cette théorie a été confirmée en novembre 2018 via une étude sur 670 000 personnes au Royaume-Uni. Baron-Cohen a été anobli par la reine Elisabeth II et il a reçu un titre de chevalier. Sous la direction d'Uta Frith, il est l'auteur de la première étude démontrant que les enfants autistes ont des retards dans le développement de la théorie de l'esprit. Ses recherches ont ajouté de nombreuses preuves avec deux ouvrages *Understanding other minds* en 1993, puis en 2000. Son groupe de recherche a lié l'origine du déficit à un trouble de l'attention conjointe. Il a démontré que l'absence d'attention conjointe à l'âge de dix-huit mois est un prédicteur de l'autisme (Brit. J. Psychiatry,1992, 1996). Il a créé une spécialisation clinique autour des bébés, des adolescents et des traumatismes. Il a créé une consultation post-traumatique.

En 2002, Simon Baron-Cohen écrit de ceux qui ont le syndrome d'autisme que » *dans le monde social, il n'y a pas grand avantage à un œil qui remarque des détails précis, mais dans le monde des mathématiques, de l'informatique, du catalogage, de la musique, de la linguistique, de l'ingénierie et de la science, un tel souci du détail peut mener au succès plutôt qu'à l'échec* ». Il cite deux raisons pour lesquelles il pourrait encore être utile d'envisager le syndrome comme un handicap : pour assurer un soutien spécial requis par la loi et pour reconnaître les difficultés émotionnelles causées par une empathie réduite. Simon Baron-Cohen ajoute que les gènes responsables du syndrome d'Asperger semblent avoir été exploités pendant toute l'évolution humaine récente et constituent une contribution remarquable à l'histoire de l'humanité.

Références bibliographiques :

Baron-Cohen S. *The extreme male brain theory of autism. Trends in cognitive science*. 2002. 248-254.

Cohen D. & Muratori F. *Les pionniers de la clinique de l'autisme*. Langage. 2022.

Catherine Barthélemy (1946-   )

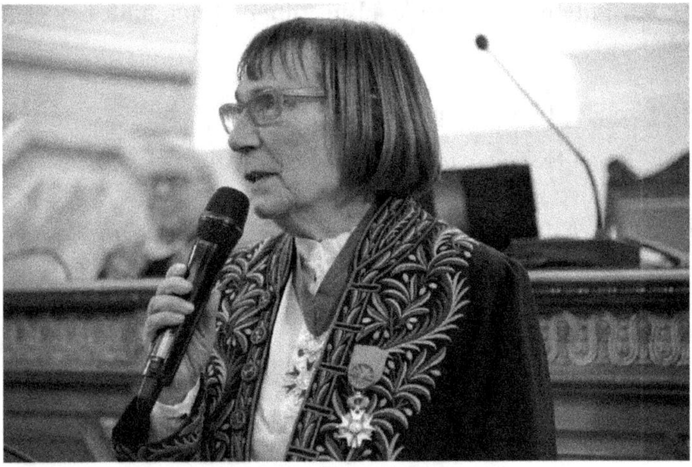

Pr Catherine Barthélemy,
présidente de l'Académie nationale de Médecine en 2024,
© Bibliothèque Académie nationale de Médecine.

Catherine Barthélemy est née le 21 mars 1946 à Adriers. Elle est une physiologiste et pédopsychiatre française. Elle est professeur de médecine honoraire au CHRU de Tours. Après ses études de médecine sur le site Bretonneau du CHRU de Tours, elle fait une partie de ses recherches au Collège de France à Paris, puis elle revient à Tours où elle exerce au centre hospitalier universitaire. Elle se spécialise dans le domaine de l'autisme et arrive à la tête de l'équipe Imagerie et Cerveau « Autisme et troubles du développement ». En 1985, lors d'un congrès à Tours, elle présente sa théorie sur les origines neurologiques de l'autisme, réfutant que l'autisme soit déclenché par un trouble affectif avec la mère. Elle se fait huer par les pédopsychiatres (formés à la psychanalyse) présents dans la salle.

Catherine Barthélemy a été, jusqu'en 2011, chef du service universitaire d'explorations fonctionnelles et de neurophysiologie en pédopsychiatrie du CHRU de Tours. Elle était responsable, au sein de l'équipe Inserm Unité 930, *Autisme et troubles du développement*, de l'équipe de recherche « Autisme », qui travaille à préciser dans l'autisme les relations qui existent entre les anomalies comportementales et cognitives et les dysfonctionnements neuronaux sous-jacents.

Catherine Barthélemy est cofondatrice, avec Duché et Lelord, de l'association pour la recherche sur l'autisme et la prévention des inadaptations (ARAPI), dont elle est l'actuelle vice-présidente.

Elle est membre titulaire de l'Académie nationale de médecine. Elle a été élue vice-présidente de l'Académie de Médecine pour l'année 2023 et présidente en 2024. Elle est intronisée présidente le 9 janvier 2024.

Des travaux sont conduits par Charles Aussilloux, qui dirige la Fédération française de psychiatrie, et Catherine Barthélemy : ils aboutiront à la rédaction d'un guide de bonnes pratiques concernant les méthodes de prise en charge de l'autisme.

Références bibliographiques :

Barthélemy C., Hameury L. & Lelord G. *L'Autisme de l'enfant. La thérapie d'échange et de développement.* Paris. L'Expansion scientifique française. 1995.

Cohen D. & Muratori F. *Les pionniers de la clinique de l'autisme.* Langage. 2022.

Hervé Bentata

Hervé Bentata est psychiatre et pédopsychiatre. Sa formation été faite à l'Université Louis Pasteur de Strasbourg. C'est un psychanalyste responsable d'une unité mère-bébé à Saint-Denis (UAPE) jusqu'à 2016. Il se spécialise dans la clinique autour des bébés, des adolescents et de la question du traumatisme. Il crée une consultation post-traumatique. Depuis 2016, il a publié de nombreux articles centrés plus récemment sur cette dernière thématique.

Hervé Bentata s'exprime : *« Dans mon parcours de pédopsychiatre et de psychanalyste, j'ai beaucoup travaillé au dépistage précoce de l'autisme et à la mise en place de dispositifs de prise en charge, de traitement. À l'époque, on ne parlait pas d'autisme avant 3 ans, et les pédiatres temporisaient auprès des familles pour dire que « cela allait passer ». Malheureusement, souvent ce n'était pas le cas, car ces enfants ne présentaient pas de simples retards de langage, mais avaient déjà des signes manifestes de retrait et d'autisme. Ces enfants de plus de trois ans nous étaient alors adressés à la consultation médico-psychologique. Et si j'ai en tête des cas où les symptômes se sont complètement amendés avec une psychothérapie, complétée éventuellement par une prise en charge tierce institutionnelle de type CATTP (Centre d'accueil thérapeutique à temps partiel), au point d'ailleurs qu'on se demandait si le diagnostic de départ était bien juste, il faut bien reconnaître que, pour d'autres, les progrès étaient bien moins évidents. Ils restaient franchement dans l'autisme ou bien dans ce qu'on appelait autrefois les psychoses infantiles, qui sont actuellement incluses dans le spectre autistique. Cela a été la première raison de ma recherche d'une détection hyperprécoce du risque autistique, grâce à laquelle une « guérison » pouvait être envisagée presque sans séquelles. Le succès de la recherche préaut, qui a permis d'affirmer des signes hyperprécoces de risque d'évolution autistique, a été une bénédiction… »*

Bentata H., « Au-delà des TND, le corps des bébés entre pulsion et rythme », chapitre *Troubles du neurodéveloppement ?* sous la direction de Louis Sciara, Sandrine Calmettes, Anna Konrad & Christian Rey, Érès (éd.), Toulouse, 2024, pp. 319-332.

Eugen Bleuler (1857-1939)

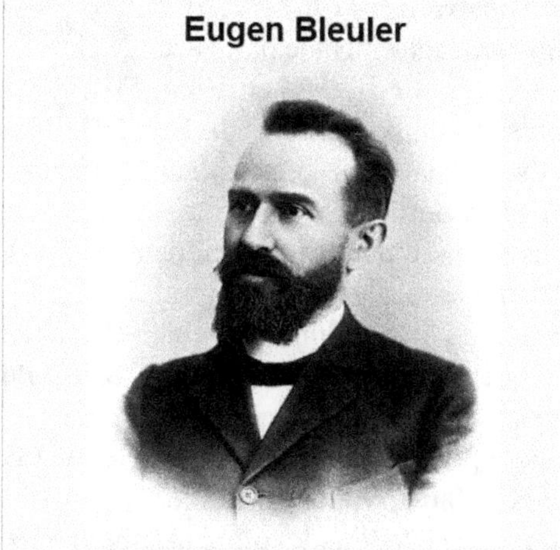

Eugen Bleuler, © Wikimédia (domaine public).

Eugen Bleuler est né à Zollikon, canton de Zurich, en Suisse, le 30 avril 1857 et est mort dans la même commune le 15 juillet 1939. C'est un psychiatre suisse. Il est connu pour avoir inventé et introduit dans le vocabulaire psychiatrique les termes de schizophrénie, d'autisme et d'ambivalence. Johann Rudolf et Pauline Bleuler sont les parents d'Eugen Bleuler et de sa sœur Pauline en 1872. Eugen Bleuler obtient son doctorat de médecine en 1881. De 1881 à 1883, il est assistant en psychiatrie à Waldau, près de Berne, sous la direction de Wilhelm von Speyr. En 1884, Bleuler voyage en Angleterre et en France. Il suit notamment les cours de Jean-Martin Charcot à la Salpêtrière. Après avoir travaillé comme assistant à Munich, dans le laboratoire de Johann Bernhard Aloys von Gudden, il est engagé comme assistant à la clinique psychiatrique du Burghölzli, en 1885, par Auguste Forel. Il est, au début du XXe siècle, adepte de l'eugénisme.

De 1886 à 1898, il dirige une clinique psychiatrique dans l'ancienne abbaye de Rheinau, près de Zurich. En 1889, il publie *Zur Psychologie der Hypnose*, livre dans lequel il rend compte des expériences qu'il a faites lorsqu'il a été hypnotisé par von Speyr et Auguste Forel. Succédant à ce dernier, il est directeur de la clinique psychiatrique du Burghölzli de 1898 à 1927 et professeur de psychiatrie à Zurich. Il a notamment eu comme assistants Ernst Rüdin (1899), Carl Gustav Jung (1900-1909), Karl Abraham (1904-1907), Ludwig Binswanger (1907-1910).

Eugen Bleuler sera également le professeur de Hermann Rorschach. Bleuler rencontre Sigmund Freud en 1904. En 1906, il demande à Carl Jung de présenter aux membres du Burghölzli le livre *L'interprétation des rêves*. Il participe au premier congrès psychanalytique international à Salzbourg, en 1908, et contribue à la création de l'Association psychanalytique internationale en 1910. Il entretient une correspondance épistolaire avec Freud. En 1920, il participe à des expériences avec le médium autrichien Rudi Schneider, avec Carl Gustav Jung et Albert von Schrenck-Notzing. Puis, l'ouvrage original d'Eugen Bleuler sur la *Dementia praecox* (1911) paraît.

Eugen Bleuler épouse la féministe suisse Hedwig Bleuler-Waser. Le couple a deux enfants, Manfred Bleuler (né en 1903, psychiatre lui aussi et directeur de l'asile du Burghölzli (1942-1969)) et Richard Bleuler (1905-1973), agriculteur et agronome. Eugen Bleuler est mort en 1939, il est inhumé au cimetière de Zollikon.

En 1911, dans *La démence précoce ou le groupe des schizophrénies*, il récuse le terme de démence précoce d'Emil Kraepelin et le remplace par celui de schizophrénie pour illustrer l'idée d'une fragmentation de l'esprit. Pour Bleuler, les schizophrénies correspondent à un groupe de syndromes cliniques, d'origines différentes, mais toujours organiques, où l'affaiblissement intellectuel n'est pas toujours présent. Ces syndromes sont réunis par des mécanismes psychopathologiques communs, en particulier une défaillance du mécanisme associatif. Ce mécanisme permet, selon une théorie partagée avec Freud, d'organiser les émotions issues de l'histoire de vie. Il est décrit comme une *« étroitesse de conscience »* qui se crée normalement au moment d'agir, pour permettre une fixation des idées en rapport avec le but poursuivi. Dans le groupe des schizophrénies selon Bleuler, l'absence de cet élément régulateur fait que la personne reste en prise avec des émotions diverses coexistant parallèlement. Il décrit sur cette base un morcellement de la personnalité en fragments, en utilisant le terme *« spaltung »*, traduit en français par *« clivage »*, ce qui définit aussi le syndrome dissociatif.

Références bibliographiques :

Bleuler E., chapitre in *Lehrbuch der Psychiatrie*. Berlin. Springler. *L'invention de l'Autisme*, avec une introduction de P. Bercherie. 1988. Paris. Navarin.

Bleuler E. *Autistic Thinking*. In American Journal of Insanity. 1913. 873-886.

John Charlton

John Charlton est psychiatre. Selon John Charlton, les études disponibles démontrent que les joueurs sont pleinement conscients du risque représenté par leur activité. Une étude américaine révèle que 50 % des adeptes d'un jeu de rôle en ligne se considèrent comme « dépendants ». Cette tendance est retrouvée dans l'enquête réalisée par le Dr John Charlton de l'Université britannique de Boltonen où il apparaît que plus de 40 % d'anciens joueurs estiment que leur engouement pour un jeu de rôle en ligne a nui à leur vie sociale et que 50 % d'entre eux reconnaissent que ces mêmes jeux diminuent leur temps de sommeil.

Référence bibliographique :

Cohen D. & Muratori F. *Les pionniers de la clinique de l'autisme*. Langage. 2022.

David Cohen (1964-)

David Cohen est ancien élève de l'École normale supérieure, docteur en neurosciences. Il est professeur à Sorbonne Université et chef de service de psychiatrie de l'enfant, et de l'adolescent à l'hôpital Pitié-Salpêtrière à Paris.

Il est également membre de l'Institut des systèmes intelligents et de robotiques (ISIR) et membre correspondant de l'Académie nationale de médecine. Outre son travail de psychiatrie, il est également artiste plasticien.

Il est également :

. Membre de l'Unité mixte de Recherche CNRS Sorbonne Université – Institut des systèmes intelligents et robotique : Équipe perception, interaction et robotique sociale (PIRoS).

. Rédacteur en chef de la revue Neuropsychiatrie de l'enfance et de l'adolescence.

. Chief Editor du Frontiers in Psychiatry Journal (section Child and Adolescent Psychiatry).

Ses thématiques de recherche sont cliniques et interdisciplinaires. Les principales pathologies étudiées sont les troubles complexes du développement, les troubles thymiques sévères de l'adolescent, les schizophrénies à début précoce, les maladies rares à expression psychiatrique et les troubles des apprentissages spécifiques et associés.

Les principales méthodologies utilisées empruntent au traitement du signal social et de la robotique, aux méthodes computationnelles en psychopathologie, à la psychologie cognitive, développementale et expérimentale, et enfin à la génétique, et la biologie moléculaire.

Références bibliographiques :

Raffin M., Consoli A., Glanitelli M., Philippe A., Keren B., Bodeau N., Levinson D. F., COHEN D. & Laurent-Levinson C. *Catatonia in children and adolescents: a high rate of genetic condition genetic*. Journal of the American Academy of Child and Adolescent Psychiatry. 2018 ; 57 : 518-525.e1

Grossard C., Dapogny A., Cohen D., Bernheim S., Juillet E., Hamel F., Hun S., Bourgeois J., Pellerin H., Serret S., Bailly K. & Chaby L. *Children with autism spectrum disorder produce more ambiguous and less socially meaningful facial expressions: an experimental study using random forest classifiers.* Molecular Autism. 2020 ; 11 : 25.

Cohen D., Hanin C. & Benarous X. *Developmental and integrative approaches in child and adolescent psychiatry inpatient facilities: the case of a tertiary university hospital in Paris.* Child and Adolescent Mental Health. 2021 ; 26 :171-173.

Marcelli D. & COHEN D. *Enfance et psychopathologie* (11e édition refondue), Paris : Elsevier Masson. Traduit en plusieurs langues (portugais, italien, espagnol, polonais). 2021.

Bourvis N., Aouidad A., Spodenkiewicz M., Palestra G., Aigrain J., Baptista A., Benoliel J.-J., Chetouani M. & Cohen D. *Adolescents with borderline personality disorder show a higher response to stress but a lack of self-perception: evidence through affective computing*. Progress in Neuro-Psychopharmacology and Biological Psychiatry. 2021 ; 111 : 110095.

Cohen D. & Muratori F. *Les pionniers de la clinique de l'autisme.* Langage. 2024.

Georg Frankl (1897-1975)

Georg Frankl est né le 21 mars 1897, à Neu-Raussnitz, en Moravie austro-hongroise. La ville s'appelle actuellement Rousinov en République tchèque.

Actuellement c'est Rousinov en République tchèque. Georg Frankl est d'origine juive. Son nom est aussi Georges Frankel. Sa famille s'installe à Vienne. Son père est négociant. La mère de Georg est médecin. Il étudie donc à la Faculté de médecine de l'Université de Vienne. Il a exercé brièvement dans l'armée autrichienne pour une brève période de conscription après son baccalauréat au Gymnasium de Brünn (Brno). En 1923, il obtient le titre de docteur et s'oriente vers la pédiatrie. Il devient l'élève du Pr Clemens Von Pirquet comme l'avaient fait Heller et Lazar avant lui.

Jusqu'en 1937, il exerce dans l'unité de pédagogie curative de la clinique pédiatrique universitaire dirigée par Lazar. Il publie avec les membres de l'équipe, dont sa future femme, Anni, plusieurs écrits sur la psychiatrie de l'enfant et les méthodes innovantes utilisées dans cette unité, sur les enfants autistes.

En 1932, Lazar décède, peu avant l'arrivée des nazis au pouvoir (1933). Asperger dirige alors l'équipe. Il est initié par Asperger et il collabore avec lui jusqu'en 1937. En 1933, il publie en allemand dans la revue *Zeitschrift für Kinderforschung* un texte » Donner des ordres et obéir ».

Frankl échappe de peu à l'Anschluss et aux nazis. Il part en Angleterre, puis aux États-Unis en 1938. Il va à Boston grâce à une recommandation du Pr Ernest Spiegel auprès d'Adolf Meyr. Il retrouve Anni Weiss à l'Université de Columbia et il l'épouse à New York.

À 40 ans, lorsqu'il arrive à l'Université Johns Hopkins à Baltimore, il est pédopsychiatre aux côtés de Leo Kanner. Celui-ci restera bienveillant avec lui et avec Anni. Leo Kanner les aidera à obtenir la citoyenneté américaine.

L'article sur les « Troubles du contact affectif » de l'enfant est alors publié dans la revue *The Nervous Child.* Frankl a des emplois très mobiles et il obtient la qualification en psychiatrie. La famille s'installe à Kansas City. Ils travaillent à la clinique de guidance infantile de la ville et à l'université de la ville jusqu'en 1959. Il termine en Caroline du Nord à la Bowman Gray School of Medecine. Il y développe la pédopsychiatrie qui était inexistante.

Il meurt en 1975, 5 ans après sa retraite : il avait un cancer du poumon.

Frankl a précisé la description des troubles du contact affectif de l'enfant et s'est intéressé à la symptomatologie émotionnelle telle que la prosodie de la voix. Il insiste sur les liens entre affects et interactions sociales. Les travaux de Frankl sont très modernes. Les troubles du contact affectif dominent dans l'autisme. Il existe des formes sévères : l'enfant est mutique et présente des formes où le langage semble artificiel. L'idée de compensation ouvre l'idée d'une pédagogie curative. Il anticipe les idées de diagnostic précoce.

Références bibliographiques :

Frankl G. *Language and Affective Contact*. Nervous Child. 1943. 251-62.

Frankl G. *Autism in childhood: an attempt of an analysis*. 1957.

Cohen D. & Muratori F. *Les pionniers de la clinique de l'autisme*. Langage. 2024.

Richard Freiherr

Dès 1949, Serge Lebovici s'est inscrit parmi ceux qui ont critiqué l'extension abusive du diagnostic de schizophrénie infantile aux États-Unis. Il considérait que la régression et la dissociation secondaire à une structuration préalable de la personnalité étaient indispensables pour affirmer un processus schizophrénique, assimilable à un morcellement de l'image du corps. Il soutenait que le délire était exceptionnel chez l'enfant et posait la question de l'évolution secondaire possible vers une schizophrénie.

Référence bibliographique :

Cohen D. & Muratori F. *Les pionniers de la clinique de l'autisme*. Langage. 2024.

Uta Frith

Uta Frith est psychologue. Voici l'expérience d'Uta Frith. Il est possible également que les enfants Asperger aient une conscience d'eux-mêmes différente des personnes neurotypiques, car faisant appel à l'intelligence et à l'expérience plutôt qu'à l'intuition. Elle se révélerait naturellement plus proche de celle d'un philosophe. Tony Attwood adhère à cette vision et cite en exemple les autobiographies des personnes Asperger, dont les qualités sont « *quasiment philosophiques* ».

Les parents d'enfants Asperger repèrent classiquement des différences dans le développement de leur enfant dès l'âge de 30 mois. Un examen de routine par un médecin généraliste ou un pédiatre peut permettre d'identifier des symptômes qui demandent des examens complémentaires. Le diagnostic du syndrome d'Asperger est complexifié pour de nombreuses raisons. Considéré comme situé dans la partie haute des troubles du spectre de l'autisme (TSA), à la différence de l'autisme de Kanner, ou autisme infantile classique, il est plus difficile à repérer, car il ne s'accompagne pas d'un retard mental. Cette difficulté réside dans le caractère invisible des troubles du spectre de l'autisme sans déficience intellectuelle, une spécificité soulignée par de nombreux spécialistes. Le syndrome d'Asperger est donc souvent qualifié de « handicap invisible ». L'éducatrice spécialisée Carol Gray et le psychologue Tony Attwood ont proposé dans les années 1990 des critères de diagnostic tenant compte de découvertes récentes.

Uta Frith s'est fondée sur des données cliniques courantes : le degré supérieur de performances de certains enfants autistes dans la reconstitution d'une figure géométrique construite avec des cubes de plusieurs couleurs et leur habileté exceptionnelle dans la construction d'un puzzle.

Rapprochant ces talents paradoxaux de la capacité des mêmes enfants à retenir par cœur de manière identique une phrase à l'endroit, ou à l'envers, elle fait l'hypothèse d'un mode de perception particulier centré sur les petits détails et non sur la prise en compte globale d'une figure. Plusieurs instruments de dépistage existent pour les enfants, les adolescents et les adultes. Ces critères ne font pas consensus.

Uta Frith est pionnière dans l'étude de l'autisme évoquant certains cas individuels, » *alors que certaines personnes atteintes du syndrome d'Asperger ont écrit avec éloquence à propos de leur vie, leur capacité à parler de leurs propres émotions semble être compromise (alexithymie) »*. Hans Asperger croit pouvoir dire qu'ils n'ont pas de sens de l'humour. Il est aussi noté des incompréhensions et des faiblesses concernant tout ce qui relève du langage non littéral, surtout l'ironie, les taquineries et le sarcasme. La plupart des enfants Asperger comprennent bien ce qu'est l'humour, mais semblent ne pas comprendre l'intention de l'humour, à savoir partager le plaisir avec les autres. Malgré de forts indices d'altération dans l'appréciation du moins effective de l'humour, des rapports anecdotiques sur l'humour des Asperger ou de certains d'entre eux semblent contester certaines théories psychologiques : ils présentent des cas individuels où un humour souvent différent, et au moins d'un niveau analogue à la population générale, profiterait de la lucidité, de l'intelligence verbales atypiques et serait souvent travaillé comme un exercice contre les troubles verbaux, sociaux, et anxieux. Il arrive que les enfants Asperger développent une boulimie de lecture à un âge précoce, grâce à un décodage des mots hors du commun (hyperlexie) dès 3 ou 4 ans. D'après le psychiatre Laurent Mottron, ils sont particulièrement compétents pour lire et acquérir du vocabulaire, au point d'avoir quatre ans d'avance en moyenne dans ce domaine à l'âge de huit ans, par rapport aux autres enfants.

Une maladresse physique est souvent rapportée dans les témoignages des proches d'autistes. Les enfants éprouvent des difficultés pour apprendre à réaliser des tâches et activités telles que nouer leurs lacets, mettre et boutonner leur manteau, se brosser les dents, ouvrir un bocal, courir après un ballon et faire du vélo.

Les autistes Asperger ont le plus souvent une excellente perception auditive et visuelle. Généralement, les enfants avec TSA démontrent une perception accrue des petits changements dans les habitudes telles que les arrangements d'objets ou d'images connues, mais contrairement aux individus autistes dits « de haut niveau », les Asperger rencontrent des difficultés dans certaines tâches impliquant la perception visuospatiale, la perception auditive et la mémoire visuelle. Certaines études tendent à établir un lien entre le syndrome d'Asperger et la prosopagnosie, c'est-à-dire la difficulté à identifier des visages. L'hypersensibilité est plus fréquente pour l'ouïe et le toucher. L'hyperacousie est présente dans 69 % des cas et les acouphènes dans 35 % des cas, d'après une étude épidémiologique sur 55 patients. L'hypersensibilité tactile peut être telle que la personne autiste refuse de se laisser toucher (c'est le cas notamment de Temple Grandin qui refuse d'embrasser ou de se laisser embrasser sur la joue, de se laisser coiffer ou couper les cheveux (à cause de l'intégrité physique qui est ressentie comme agressée et de la sensation des cheveux coupés qui tombent sur le corps), de tenir certains objets dans les mains (colle, texture de vêtements, etc.) ou de manifester une aversion perçue comme exagérée pour les vêtements inconfortables.

Concernant la parentalité, peu d'études portent sur le rapport que les personnes Asperger entretiennent avec leurs enfants. Huit femmes Asperger devenues mères ont fait part d'une incompréhension récurrente dans la manière de les élever.

En tant que trouble envahissant du développement (TED), le syndrome d'Asperger fait son entrée dans la Classification internationale des maladies en 1993, puis dans le DSM-IV en 1994, enfin dans la CFTMEA en 2000.

Les causes exactes de l'autisme Asperger restent inconnues, comme en témoigne le rapport du comité de la revue scientifique *Nature*, *The Autism Enigma* (2011) : *« Malgré les progrès réalisés, les efforts pour élucider comment les gènes et l'environnement influencent le développement de l'autisme sont encore loin d'atteindre leur but »*. Plusieurs facteurs sont soupçonnés de jouer un rôle dans l'expression de l'autisme, compte tenu de la variabilité phénotypique observée chez les personnes avec Syndrome d'Asperger (SA). D'après Tony Attwood : *« Le syndrome d'Asperger n'a pas une origine psychogène, mais bien plutôt une étiopathogénie impliquant des mécanismes génétiques et des anomalies cérébrales »* (2012). Les facteurs environnementaux sont soupçonnés d'influencer l'ensemble du cerveau, plutôt qu'une partie précise. Il est possible que le mécanisme du syndrome d'Asperger soit séparé des autres troubles du spectre de l'autisme (TSA).

De nombreux éléments étayent l'hypothèse d'une transmission génétique, les membres de la famille des personnes diagnostiquées Asperger présentant souvent un ou plusieurs symptômes. Hans Asperger l'avait remarqué. Il reste à découvrir les mécanismes génétiques précis qui sont impliqués. Les recherches s'orientent sur des mécanismes communs avec l'autisme classique. Un manque de cofacteur à molybdène (MOCO) pourrait entraîner l'hypersensibilité au stress oxydatif, une diminution du nombre de synapses et une neurotransmission anormale. L'Acide γ-aminobutyrique (GABA) semble lui aussi touché, ce qui induirait les difficultés à gérer et à supprimer les images visuelles, et la tendance à se focaliser sur des détails. Le syndrome d'Asperger pourrait dépendre de composantes génétiques dominantes sur celles de l'autisme classique. Il y a probablement un groupe commun de gènes et notamment d'allèles qui induisent une susceptibilité au développement du syndrome d'Asperger (SA). Si tel est le cas, la combinaison particulière d'allèles déterminerait l'ampleur des symptômes pour chaque individu. Certains chercheurs mettent en cause le chromosome 6 humain et la flore intestinale. Des recherches publiées en mars 2015 ont révélé une similitude entre les gènes impliqués dans l'autisme et ceux de l'intelligence, ce qui pourrait expliquer les performances cognitives parfois étonnantes des personnes autistes sans déficience intellectuelle.

Les études neurologiques (en imagerie cérébrale notamment) ont mis en évidence un dysfonctionnement du cerveau social chez les personnes Asperger, touchant plus particulièrement le lobe frontal et les régions temporales du cortex. Le réseau qui relie le médial préfrontal au cortex temporal, impliqué dans l'intuition et la théorie de l'esprit, présente une activation réduite et une mauvaise connectivité. Un dysfonctionnement du cervelet est également évoqué. Il serait impliqué dans la maladresse et les problèmes de coordination des mouvements, entraînant une insuffisance dans la capacité à associer les entrées sensorielles avec les commandes motrices appropriées. L'amygdale et les ganglions de la base ont été mis en cause, aboutissant à la conclusion que » *la connectivité fonctionnelle des structures du lobe temporal médian est spécifiquement anormale chez les personnes atteintes du syndrome d'Asperger* ». Des recherches plus anciennes avaient penché pour un dysfonctionnement de l'hémisphère cortical droit, rapprochant ce syndrome du trouble de l'apprentissage non verbal. Enfin, d'autres anomalies ont été détectées au niveau du système dopaminergique pour ce qui concerne la dopamine présynaptique. Elles sont similaires à celles que l'on constate dans les cas de schizophrénie. Des études préliminaires s'orientent sur l'élargissement des aires temporales et pariétales, et l'augmentation de la matière grise.

La théorie de l'esprit se définit par la capacité à reconnaître et comprendre les pensées, les croyances, les désirs et les intentions des autres. C'est donc un prérequis à la « capacité d'empathie ». L'hypothèse d'un manque ou d'une absence de théorie de l'esprit est affinée dans le cadre du syndrome d'Asperger : *« Les données expérimentales suggèrent que les personnes avec syndrome d'Asperger peuvent manquer de théorie intuitive de l'esprit (mentalisation), mais peuvent être en mesure d'acquérir une théorie explicite de l'esprit ».* Le dysfonctionnement de l'amygdale semble impliqué.

Les personnes diagnostiquées avec un syndrome d'Asperger atteignent le même niveau de performance que les sujets contrôlés à certains tests simples de la théorie de l'esprit, mais elles échouent plus souvent aux tests complexes, témoignant d'un » *déficit sélectif pour interpréter les intentions d'autrui ».* Contrairement à certains clichés, elles obtiennent généralement de moins bons résultats que les neurotypiques dans l'empathie cognitive (la compréhension des émotions de l'autre), mais sont le plus souvent dans la moyenne sur l'empathie affective, ou peuvent l'éprouver sans déficit si elles ont compris les situations et sentiments des autres. Le déficit affecte spécifiquement la reconnaissance des émotions positives.

Références bibliographiques :

Frith U. *Autism and Asperger Syndrome*. Cambridge, University Press. 1991.

Frith U. *L'Énigme de l'autisme*. Paris. Odile Jacob. 1992.

Mohammad Ghaziuddin

Le psychiatre Ghaziuddin est professeur à l'Université de Michigan, à Ann Arbor aux États-Unis. Il a étudié les liens entre le syndrome d'Asperger et les troubles mentaux. Ses intérêts sont nombreux : les retards mentaux, surtout le syndrome d'Asperger, la nosologie, la comorbidité, le retard mental, la psychopathologie. Il a suivi une formation en psychiatrie générale en Angleterre, en psychiatrie de l'enfant et de l'adolescent aux États-Unis. Il est médecin, enseignant et chercheur. Le syndrome d'Asperger est souvent lié à divers problèmes émotionnels et psychologiques : 65 % des personnes Asperger souffrent d'un trouble de l'humeur ou d'un trouble affectif, les plus fréquents étant l'anxiété et la dépression. De plus, 25 % des adultes Asperger présentent des troubles obsessionnels compulsifs (TOC). On observe également une tendance à l'automutilation et au stress post-traumatique, et un comportement agressif (colères fréquentes). Le risque de développer des troubles hallucinatoires, de la paranoïa ou un trouble des conduites est également assez élevé. De tous les TSA, le syndrome d'Asperger semble être le plus susceptible de se combiner à un trouble bipolaire. Une étude montre également que 40 % des adultes Asperger remplissent les critères pour le trouble de la personnalité obsessionnelle compulsive. Environ la moitié des enfants Asperger ont un trouble du déficit de l'attention avec ou sans hyperactivité (TDAH), les deux diagnostics n'étant pas exclusifs. L'hyperactivité peut persister à l'âge adulte et entraîner des problèmes notables d'organisation et de concentration.

- Son premier livre *Mental Health Aspects of Autism and Asperger Syndrome* (Jessika Kinsley (ed.), 2005) porte sur des informations sur les problèmes psychiques chez les personnes ayant le spectre de l'autisme, les aspects de l'autisme et du syndrome d'Asperger qui est expliqué.
- Medical Aspects of Autism and Syndrome d'Asperger. A Guide for Parents and Professionnels.

Les personnes avec autisme ont un risque élevé de troubles de la santé. Des soins importants doivent être effectués pour les détecter rapidement et les traiter. Ce livre est parfait pour avoir d'autres aides, incluant épilepsie, désordre alimentaire ou génétique. Il a été écrit pour les parents et les praticiens, incluant les étudiants. Il montre que les conditions médicales peuvent être identifiées et expliquer que les traitements sont possibles.

Theodor Heller (1869-1935)

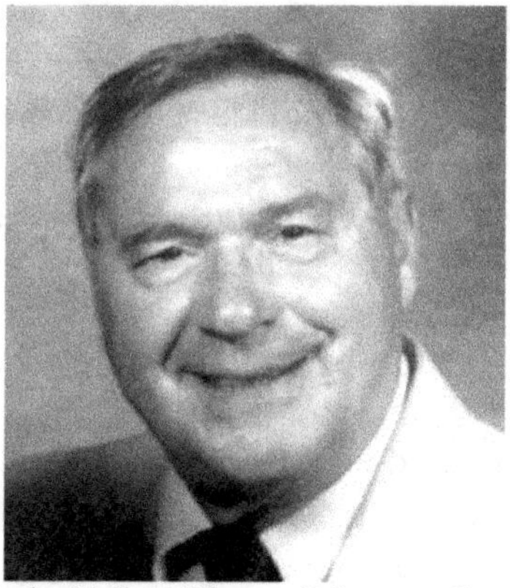

Théodor Heller à Vienne, © Legacy. Com/us.

Theodor Heller est né le 9 juin 1869 à Vienne. Il est un des pionniers de l'éducation curative. Son père, Simon Heller (1843-1922) était directeur de l'Institut israélien pour aveugles de Vienne. Theodor Haller a passé l'essentiel de son enfance en compagnie d'enfants aveugles. Son souhait : devenir un enseignant spécialisé comme son père. Il réalise des études de philosophie à Vienne, puis de psychologie à Leipzig sous la direction de Wilhelm Wundt.

Il présente son doctorat en 1894. Le sujet est l'étude de la psychologie des aveugles. Il dédie sa thèse à son père. Il a étudié la psychologie des aveugles, puis s'est investi avec les enfants anormaux mentalement.

1895 est une date importante pour lui : il fonde avec son père et le psychiatre viennois Richard Freiherr von Krafft-Ebbig un établissement d'enseignement en faveur des débiles, des épileptiques, des imbéciles, des mongoloïdes, des spastiques, des crétins. Son épouse Hella lui est un soutien majeur. En 1904, son œuvre principale est *Grundriss der Heilpädagogik* qui est publiée. Son œuvre sera traduite en plusieurs langues : russe, polonais, espagnol, japonais.

Heilpaedagogik est une psychologie clinique entre l'éducation et la psychiatrie. Le message est que médecins et enseignants doivent travailler ensemble.

En 1914, il publie *Paedagogische Therapie fuer praktische Aerzte*. En français : Thérapie pédagogique.

Théodor Heller publie ensuite plusieurs traités sur la psychopathologie de l'enfant et de l'adolescent, et des études en criminologie juvénile. Heller a étudié l'histoire de la psychiatrie de l'enfant et de l'adolescent. Il a été le cofondateur de la Society for Curative Education à Munich et le fondateur de la Society for Children's Research à Vienne. Il a été éditeur du Journal for Children's Research. Il a organisé plusieurs congrès d'éducation curative à Munich, à Leipzig et à Cologne. Il a été président honoraire de la Société allemande d'éducation curative. En 1937, il fonde la Société internationale d'éducation curative et en est nommé président d'honneur.

Références bibliographiques :

Heller T. *Thérapie éducative*. Leipzig. 1914.

Heller T. *Sur la psychologie et la psychopathologie de l'enfant*. Vienne. 1925.

Jean Marc Gaspard Itard (1774-1838)

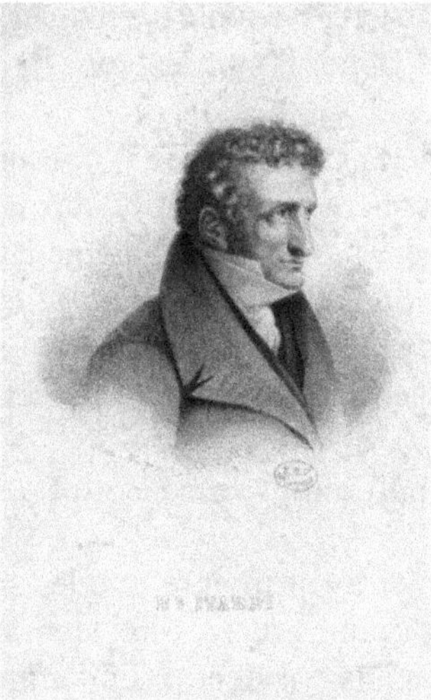

© BIU Santé, Paris, Réf. CIPB1087.

Jean Marc Itard est né le 24 avril 1774. Il est le fils d'un charpentier. Adolescent, il rejoint Marseille et occupe un poste de banquier. Afin d'éviter d'être enrôlé comme soldat, son père le fait travailler à l'hôpital de Toulon. Bonaparte vient de conquérir cette ville. Itard, à l'hôpital, apprend la médecine. Il fait la connaissance du célèbre chirurgien Dominique Larrey. En 1795, à 21 ans, il monte à Paris avec Dominique Larrey. Il réussit le concours de chirurgien de 2e classe et occupe un poste d'assistant chirurgien au Val-de- Grâce. Il poursuit son cursus universitaire, puis obtient son diplôme de docteur en médecine. Il demeure proche du Val-de-Grâce et de l'Institut des sourds-muets, rue de l'Abbé de l'Épée. En 1800, il a 26 ans et, à l'Institut, un élève sourd-muet se brise la jambe. Le jeune Itard soigne l'enfant avec dévouement.

Grâce à ses études, Itard devient interne, puis médecin-chef de l'Institut des sourds-muets à Paris. Il exerce dans cet Institut toute sa vie, car il s'y est bien adapté. Dans le domaine ORL et des sourds-muets, Itard acquiert une notoriété nationale et internationale. Il est devenu un des spécialistes des maladies de l'oreille. Il est invité par l'Empereur de Russie à s'installer à Saint-Pétersbourg. Itard s'y rend et visite l'hôpital de cette ville. En fait, il revient à Paris, car il préfère cette ville et aussi pour des raisons linguistiques.

Au début de sa carrière, il a tenté d'éduquer l'enfant sauvage de l'Aveyron. À cette époque, il suit les conceptions philosophiques du siècle des Lumières.

Itard est le précurseur en France de l'oto-rhino-laryngologie. En 1817, il publie la première classification des troubles de la parole. Il écrit le premier mémoire sur le bégaiement. En 1822, il écrit et publie *Traité des maladies de l'oreille et de l'audition.* Il invente une sonde pour explorer la surdité. En 1838, il décède et l'inscription sur sa pierre tombale porte la mention *« Médecin des sourds-muets ».*

À l'Institut, il approfondit les découvertes de son fondateur l'abbé de l'Épée.

En 1760, ce dernier avait montré que les sourds-muets étaient éducables. À 26 ans, l'abbé Sicard, directeur de l'Institut, recueille l'enfant sauvage, mais ne parvient pas à l'éduquer. Itard participe aux discussions qui entourent ce garçon et s'oppose à l'avis de son maître Pinel dont le pronostic est pessimiste.

Pinel considère que l'état de l'enfant Victor est inné et affirme qu'il s'agit d'un idiot congénital *« inéducable »* abandonné par sa famille. Itard garde espoir et soutient que l'idiotisme de Victor est lié à sa privatisation des contacts humains, et de sa vie sauvage. Itard est certain que l'éducation médicale lui donnerait le langage. Le travail d'Itard ne durera que 5 ans, mais aboutira à un échec. En 1801 et 1807, il envoie deux mémoires aux autorités qui financent l'expérience. Dans ces observations, la précision des observations, l'exposé des difficultés, les références, les stratégies thérapeutiques développées ont un intérêt majeur. Itard reste convaincu que l'idiotie du « sauvage » est curable par une » *éducation médicale selon l'art sublime de la médecine morale ».*

Il s'agit de la dénomination de la science psychiatrique naissante. L'abbé Condillac imagine un projet de soin avec socialisation : priorité aux stimulations sensorielles précédant les idées et l'apparition de la parole grâce *« à l'imitation et la loi impérieuse de la nécessité ».* Il propose de partir de ses goûts et intérêts pour arriver aux *« objets d'instructions ».* Dans ce premier essai de traitement médico-pédagogique, ce sont les prémices des abords de compartimentation contemporains. Itard est considéré comme promoteur de l'éducation des idiots. Il est aussi le fondateur de la pédagogie expérimentale, le premier psychiatre d'enfant et le père de l'orthophonie. De plus, Normand J. Carrey en 1995 considère qu'il précède Kanner de plus d'un siècle dans la description de l'autisme. D'ailleurs, il publie en 1828 son *Mémoire sur le mutisme produit par la lésion des facultés intellectuelles.* Il y consigne son expérience de 20 ans à l'Institut des sourds-muets. Il meurt à 68 ans en 1838.

Références bibliographiques :

Itard J. M. G. *Mémoire et Rapport sur Victor de l'Aveyron.* 1806

Hochmann J. *Histoire de l'autisme*. Odile Jacob. 2021.

Erwin Lazar (1877-1931)

Erwin Lazar naît le 7 janvier 1877 à Vienne, en Autriche. Son père est Adolf Lazar, il a épousé sa mère, Theresia Cäsarina. Erwin est l'aîné de huit enfants.

Lazar débute ses études de médecine à Vienne en 1895. Il termine la Schottengymnasium. Il obtient son doctorat en 1901 et suit sa formation en psychiatrie auprès de J. Wagner-Jauregg (1857-1940), médecin et neurologue autrichien. Il exerce l'activité de pédiatre généraliste à la Klinik Escherich. Il y officie en tant que médecin adjoint. Lazar se préoccupe des problèmes pédagogiques. Il s'occupe du sort des enfants délaissés, maltraités et ceux dont l'éducation est difficile. Beaucoup deviennent asociaux et parfois criminels. En 1906, il réalise un travail bénévole comme pédiatre auprès de l'Association Pestalozzi : elle gère des maisons destinées aux enfants négligés et maltraités. Il travaille avec Lydia von Wolfring et Petra Belem. Son objectif est la recherche des causes de la dissociation de l'enfance. À partir de 1907, Lazar est médecin scolaire auxiliaire honoraire. Il s'occupe des différentes formes d'idiotie mentale chez les enfants et développe les méthodes de tests pour ces troubles. En 1911, un comité d'assistance aux tribunaux de la jeunesse est créé. Il agit comme représentant de l'Association Pestalozzi. Cette même année, Clemens von Pirquet (1874-1929), un pédiatre autrichien, est nommé au conseil d'administration de l'hôpital pour enfants de Vienne, c'est une situation décisive pour les travaux de Lazar.

En effet, Pirquet reconnaît l'importance de l'éducation curative : c'est une discipline spéciale de la pédiatrie et Lazar doit s'occuper d'abord des ordres du jour de l'Association Pestalozzi de l'hôpital pour enfants. Bientôt, il peut créer sa propre unité d'éducation curative dans cet hôpital. Asperger le soulignera : ce sera *« le premier centre de recherche clinique et de traitement au monde pour les enfants atteints de troubles cérébraux et de troubles du comportement. »*

Lazar dirige avec sa future épouse et d'autres infirmières, surtout la sœur Victorine Zak, le service d'éducation curative viennois. Ce service est resté un modèle pendant une décennie. En

1917, Lazar est habilité en pédiatrie et en 1929, il reçoit le titre de professeur agrégé-professeur des universités.

De 1918 à 1925, il devient consultant au département de la santé du nouveau ministère de la Santé publique où il s'occupe surtout des questions d'organisation institutionnelle. Lazar constitue des groupes de patients selon leur description fine à partir de données issues de bilans psychologiques. Avec Ferdinand Tremel, il crée un test d'intelligence. Il travaille alors sur l'orientation professionnelle des jeunes débiles mentaux. En 1925, son ouvrage le plus important les *Fondements médicaux de l'éducation curative* est publié. Son idée est que l'éducation curative ne s'est pas développée comme un domaine indépendant dans les matières médicales spéciales, mais il s'est développé comme une partie essentielle de la pédiatrie.

. Quelle est la contribution d'Erwin Lazar ?

Erwin Lazar ouvre le premier service d'éducation curative de l'hôpital pédiatrique de Vienne avec l'aide de von Pirquet. Celui-ci a permis à Heller de fonder la pédagogie curative dans la même université. Lazar considérait la Heilpädagogik *« comme une branche descendant directement de la psychiatrie »*. Il rapporte que chez la grande majorité de ses patients, une *« psychopathie »* ou un *« déséquilibre mental »* sont constatés. Les patients du service ont *« été évalués à la clinique externe »*.

. Contribution à l'autisme.

Erwin Lazar a eu deux actions importantes. À la suite de Heller, il a ouvert le premier service d'éducation curative à l'hôpital pédiatrique de Vienne avec l'aide de von Pirquet. Il rapporte chez la grande majorité de ses patients un diagnostic : une psychopathie ou un déséquilibre mental (5 000 patients en 1925). Dans cette clinique, trois des pionniers de l'autisme seront formés. Ce sont George Frankl, Anni Weiss et Hans Asperger avec la méthode des mini staffs pour discuter des cas.

Références bibliographiques :

Hochmann J. *L'affaire Asperger*. L'information psychiatrique. 2020.

Lazar E. *Die Heilpädagogische Abteilung des Kinderklinik in Wien.* Zeitschrift gür Kinderforschung. 1923.

Rosenblum E. *Le développement de la pédagogie curative.* Enfance. 1961.

Marion Leboyer (1957-)

Marion Leboyer est une médecin psychiatre, professeur des universités - praticienne hospitalière exerçant à l'Université Paris-Est-Créteil (UPEC).

Après avoir fait des études de médecine à l'Université Paris-Descartes, un master et une thèse de sciences à l'Université Pierre-et-Marie-Curie, et avoir été nommée interne des hôpitaux de Paris en 1981, elle est chef de clinique à l'hôpital de la Pitié-Salpêtrière de 1989 à 1994. De 2002 à 2007, elle est chef du service de psychiatrie sectorisée de l'hôpital Albert-Chenevier et du service de psychiatrie de l'hôpital Henri-Mondor en 2002 avant d'y être nommée responsable du pôle de psychiatrie. Elle est, depuis 2019, directrice médicale du département hospitalo-universitaire *Innovation en Santé mentale, Psychiatrie et Addictologie du Grand-Paris-Sud* (DMU IMPACT) au sein du Centre hospitalier universitaire Henri-Mondor (AP-HP) et de la Fédération hospitalo-universitaire de médecine de précision en psychiatrie et addictologie (FHU ADAPT) depuis 2020.

Ses travaux de recherches portent principalement sur les troubles bipolaires, la schizophrénie et l'autisme. Elle entre à l'Institut national de la santé et de la recherche médicale (Inserm) en 1986 sur un poste d'accueil Inserm pour internes, qui lui permet de faire sa thèse de sciences sur les facteurs génétiques susceptibles d'être impliqués dans l'apparition de troubles de l'humeur ou de la schizophrénie. Elle la soutient en 1990, dans le laboratoire de Josué Feingold en génétique épidémiologique. Elle devient en 2007 directrice du Laboratoire de psychiatrie génétique, renommé "Laboratoire de Neuropsychiatrie translationnelle" en 2019, au sein de l'Institut Mondor de recherche biomédicale à Créteil.

Depuis 2007, et outre ses responsabilités de professeur des Universités-praticien hospitalier, Marion Leboyer dirige la Fondation FondaMental, fondation de coopération scientifique, en santé mentale, créée en juillet 2007 par les ministères chargés de la recherche et de la santé, sur appel d'offres des RTRS (Réseau Thématique de Recherche et de Soins), avec pour objectif l'innovation dans l'organisation des soins, le soutien à la recherche, la formation et l'information sur les maladies mentales. Elle est membre du Haut Conseil de la science et de la technologie de 2010 à 2013.

En décembre 2021, Marion Leboyer reçoit le Grand Prix Inserm qui récompense le caractère novateur de ses travaux de recherches en particulier sur les troubles bipolaires, la schizophrénie et les troubles du spectre de l'autisme. Ce prix rend hommage à un acteur de la recherche scientifique française dont les travaux ont permis des progrès remarquables dans la connaissance de la physiologie humaine, en thérapeutique, et plus largement, dans le domaine de la santé. Il est l'une des plus hautes distinctions scientifiques françaises. Marion Leboyer est directrice scientifique du programme projet en psychiatrie de précision (PEPR PROXY) sélectionné dans le cadre de France 2030. Selon Clarivate, elle fait partie des auteurs les plus cités du monde.

Références bibliographiques :

Leboyer M., Bouvard M., Tabuteau F., Waller D., Dugas M., Kerdahue B., Lensing P. & Pankseppe J. Brief report. A double-blind study of naltrexone in infantile autism. Journal of Autism and Development Disorders. 1992. 309-319.

Gilbert Lelord (1927-)

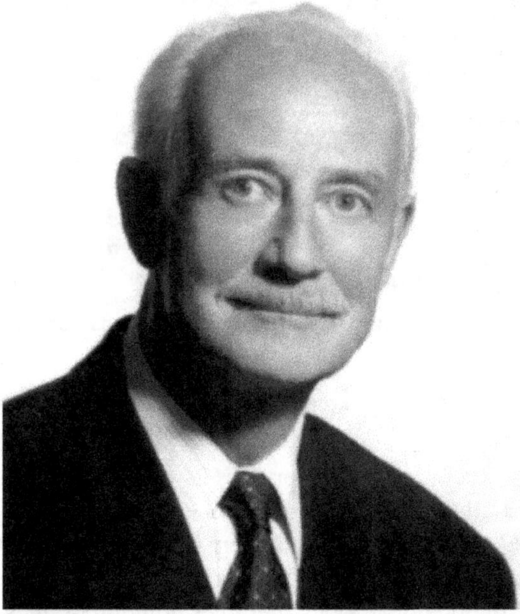

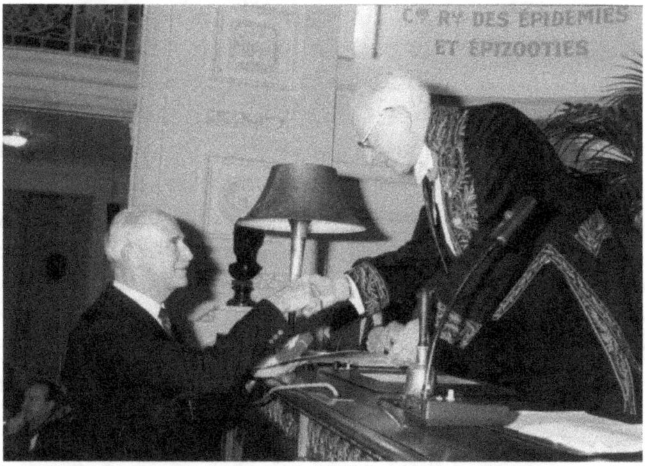

Gilbert Lelord recevant sa nomination à l'Académie nationale de médecine,
© Bibliothèque de l'Académie nationale de médecine.

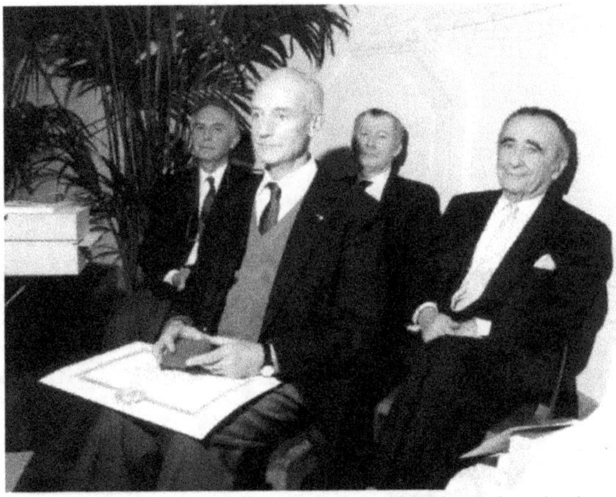

Gilbert Lelord, © Bibliothèque de l'Académie nationale de médecine.

Gilbert Lelord est né en 1927 dans la région de Nantes. Il fait ses études de médecine à Paris et fait sa spécialité auprès des Prs Delay et Heuyer. Il est nommé professeur de psychiatrie de l'enfant à Tours. Il fonde un centre de recherche sur l'autisme à la fin des années 1960. Il sera mondialement reconnu. Avec Catherine Barthélemy, il crée en 1970 la thérapie d'échanges et de développement, véritable précurseur des thérapies contemporaines issues du modèle de Denver. C'est un traitement basé sur l'échange ludique entre l'enfant et le thérapeute, mais qui doit s'inscrire dans le cadre d'un suivi thérapeutique précoce, complet et personnalisé. Les auteurs insistent sur l'utilisation du jeu au cœur des séances, sur la stimulation des prérequis et la communication, c'est-à-dire, le regard, l'attention conjointe, le tour de parole et sur les dispositions particulières que doit développer le thérapeute, principalement la sérénité, la disponibilité et la réciprocité. La privation affective précoce sévère conduit parfois à des tableaux d'autisme. L'élève principal de Gilbert Lelord est Catherine Barthélemy.

Les caractéristiques principales des troubles du développement sont : un début des troubles avant l'âge de 30 mois, une absence de réponse sociale, une absence de langage, des réponses bizarres à l'environnement. La déficience intellectuelle est associée à 70 % des enfants ayant ce diagnostic.

Références bibliographiques :

Cohen D. & Muratori F. *Les pionniers de la clinique de l'autisme*. Langage. 2024.

Hochmann J. *Histoire de l'autisme.* Odile Jacob. 2021.

Alain Levy

Levy est psychiatre en région parisienne. En l'état actuel des connaissances scientifiques, il n'existe aucun marqueur neurologique ou génétique susceptible de contribuer au diagnostic d'autisme. L'hypothèse d'une étiologie biologique de l'autisme diminue à mesure que le nombre et la qualité des études progressent. Partant des apories de la psychiatrie biologique au champ de l'autisme, il développe une critique argumentée et chiffrée des impasses des approches biomédicales, et standardisées de l'autisme. Il présente treize cas de patients autistes et cela concerne le travail de soins et d'accompagnement des enfants en cabinet, à l'hôpital, en institution ou à l'école. Chaque cas éclaire la façon dont les analystes accueillent les enfants autistes, leur famille, pour porter l'accent sur la situation singulière de l'enfant, loin de toute préoccupation catégorielle ou nominative. Le propos s'ouvre sur le développement de questions propres au champ analytique : la parole et le corps, l'usage des références diagnostiques, la place du traitement médicamenteux et l'éthique de la psychanalyse. Il s'interroge sur les politiques publiques dédiées à l'autisme et à l'enfance de ces vingt dernières années. Il demeure à Charenton-le-Pont.

Références bibliographiques :

Cohen D. & Muratori F. *Les pionniers de la clinique de l'autisme*. Langage.2024.

Hochmann J. *Histoire de l'autisme*. Odile Jacob.2021.

Margaret Mahler, née Schoenberger (1897-1985)

Margaret Mahler est née à Sopron, en Hongrie, le 10 mai 1897. Elle est pédiatre et psychanalyste américaine d'origine autrichienne. Elle-même est fille de médecin. Elle est la plus grande théoricienne du développement du très jeune enfant. Elle a fait des études secondaires brillantes à Budapest. Margaret est une amie de lycée d'Alice Blint qui l'a introduit dans le milieu psychanalytique de Budapest. Elle débute ses études de médecine à Budapest. Elle fait la connaissance de Sàndor Ferenczi (1873-1933), neurologue et psychanalyste hongrois. Puis, elle quitte Budapest puis la Hongrie pendant le régime autoritaire de Miklos Horthy. Elle continue ses études à l'Université de Munich et d'Iéna, en Allemagne où elle s'est spécialisée en pédiatrie, puis en psychiatrie. Elle s'installe à Vienne et prend la nationalité autrichienne. Elle s'installe comme pédiatre libérale. En 1927, elle s'inscrit comme candidate à la société psychanalytique de Vienne. Margaret Mahler travaille avec Helene Deutsch (1884-1982), psychanalyste américaine d'origine autrichienne, puis avec Willie Hoffer (1897-1967), médecin anglais et psychanalyste. En 1933, elle est acceptée comme psychanalyste. Elle est amie avec Anna Freud (1895-1982), fille de Sigmund, psychanalyste autrichienne exilée en Angleterre en 1938. Elle participe à la création d'un centre de traitement pour enfants à Vienne, premier centre de guidance infantile. Elle est aussi en relation avec August Aichhorn (1878-1949), éducateur et psychanalyste autrichien, et Dorothy Burlingham (1891-1979), psychanalyste américaine. En 1936, elle épouse un chimiste, Paul Mahler. Les lois de Nuremberg et la montée du nazisme lui interdisent une pratique professionnelle. Elle doit s'exiler. En 1938, elle quitte l'Autriche, après l'Anschluss qui annexe l'Autriche à l'Allemagne nazie. Elle réside brièvement en Angleterre et s'installe aux États-Unis. Elle y exerce comme médecin et psychanalyste. Elle travaille avec Edith Jacobson (1897-1978), médecin et psychanalyste américaine et allemande ayant fui son pays en 1938. En 1940, elle devient membre de la New York psycho-analytic Society. De 1941 à 1955, elle enseigne la psychiatrie à l'Université de Colombia. De 1955 à 1974, elle exerce au Albert Einstein College of Medicine. Elle est aussi formatrice au Philadelphia psychanalytique Institute et devient directrice de recherches au Master's Children Center de New York.

. Contribution à l'autisme

Entre 1943 et 1949, Margaret Mahler travaille sur les troubles psychomoteurs, la maladie de Gilles de la Tourette, puis l'étude de la psychose infantile dans son centre de recherches sur le développement normal de la relation mère-enfant et une unité thérapeutique pour le traitement des psychoses infantiles.

En 1968, elle publie ses travaux dans un livre intitulé *On Human Symbiosis and the Vicissitude of Individuation.* Elle décrit la psychose infantile comme une perturbation de la relation mère-enfant. Le syndrome psychotique symbiotique est une incapacité et se traduit chez l'adulte par un besoin incoercible de restaurer la relation avec la mère. En 1975, elle publie un autre ouvrage intitulé *Symbiose humaine et individuation : la naissance psychologique de l'être humain.* Elle conceptualise une théorie du développement psychoaffectif normal de l'enfant. Elle distingue plusieurs périodes :

. La phase de séparation ;

. La différenciation ou éclosion (5-10 mois) : l'enfant observe sa mère, lui tire les cheveux, met ses doigts dans sa bouche ;

. Les essais (10-15 mois) : il prend des distances vis-à-vis de la mère ;

. Le rapprochement (15-24 mois) : la conscience d'être séparé avec une forte demande d'amour ;

. La consolidation du processus d'individuation (24-36 mois).

L'enfant dispose d'une véritable image de la mère qui lui permet d'être réconforté en son absence. Margaret Mahler a décrit le processus de séparation-individuation et une méthode : l'observation minutieuse du développement.

Elle sera la première à utiliser la vidéo. Trois films originaux ont été réalisés.

Elle a décrit des enfants qu'elle qualifie de psychoses symbiotiques. Ses descriptions cliniques restent valides même si le terme de psychose symbiotique n'est pas dans les classifications récentes. Elle arrive à indiquer que certains enfants auront un développement précoce normal, régresseront autour de 12 à 18 mois et développeront un tableau d'autisme. Il s'agit de régressions précoces qui surviennent dans 20 % des cas de tableaux d'autisme infantile.

Références bibliographiques :

Mahler M. On child psychoses and schizophrenia: autistic and symbiotic infantile psychoses. Psycho Study Child. 1952. 286-305.

Mahler M. S. *On Human Symbiosis and the Vicissitudes of Individuation.* 1968.

Mahler M. S. *Symbiose humaine et individuation : la naissance psychologique de l'être humain.* 1975.

Roger Misès (1924-2012)

Roger Misès est né le 13 avril 1924, à Paris. Lorsque la Seconde Guerre mondiale débute, il a 15 ans. Roger s'engage dans la Résistance. Il a été décoré de la Croix du Combattant volontaire au titre de la Résistance et fait officier de la Légion d'honneur. En 1952, Misès est nommé à l'internat des hôpitaux psychiatriques de la Seine. Il a 28 ans. Lors de deux stages d'interne, il découvre la pédopsychiatrie : l'un dans le service de Pierre Mâle (1900-1976), psychiatre et psychanalyste français, l'autre dans le service de Georges Heuyer (1884-1977), médecin, professeur à la Faculté de médecine de Paris, membre de l'Académie nationale de médecine et fondateur de la pédopsychiatrie en France. Il se lie avec Serge Lebovici (1915-2000), psychiatre, professeur de psychiatrie et psychanalyste français, René Diatkine (1918-1997), psychiatre, psychanalyste et pédopsychiatre, et Juan de Ajuriaguerra (1903-1978), homme politique espagnol. Il reçoit la médaille d'or de l'internat de Paris. Il est un brillant chef de clinique chez le Pr Heuyer à la Salpêtrière. Misès étonne la communauté psychiatrique de l'époque en choisissant de faire carrière à la Fondation Vallée. C'est un service où on préférait passer le plus vite possible. En 1957, Misès arrive à la Fondation Vallée. Il en devient le directeur en 1965.

En 1885, ce service avait été légué par le pédagogue Hyppolite Vallée à la préfecture de la Seine pour éduquer *« les enfants débiles et pauvres »*. Roger Misès s'investit pour transformer l'asile en dispositif de soins. Entre 1957 et 1990, il rénove les murs et les esprits de la Fondation Vallée. Il crée le concept de « cure en institution ». Il conçoit le trio : approche conjointe thérapeutique, éducative et pédagogique. Il est nommé titulaire de la Société psychanalytique de Paris et professeur de Psychiatrie de l'enfant et de l'adolescent à l'Université Paris-Sud en 1973.

. La contribution de Roger Misès à l'autisme

Roger Misès a publié *L'enfant déficient mental*. PUF. 1975, *La cure en institution*. ESF. 1980 et *Les pathologies limites de l'enfant*. PUF. 1999.

Roger Misès aide à plusieurs réformes. Son implication dans les politiques de santé amène au remplacement de l'internement d'office des enfants par un régime d'hospitalisation ordinaire. En 1972, il crée des secteurs pédopsychiatriques en France. Il permet de traiter en ambulatoire comme les hôpitaux de jour, puis les centres d'action thérapeutique à temps partiel.

Il a mené son combat pour l'autonomie de la psychiatrie infantile et sa reconnaissance par tous les acteurs. Il lutte pour la création de l'option psychiatrique de l'enfant et de l'adolescent au sein du CES, puis du DESS de psychiatrie. Il s'engage dans l'enseignement des disciplines autour des nouvelles pratiques de la politique de secteur en psychiatrie infanto-juvénile.

Il soutiendra la création du diplôme de psychomotricien. Roger Misès mène ses premiers travaux avec des enfants de la Fondation Vallée : ils sont considérés comme arriérés non éducables. Cependant, certains sont en partie accessibles à des actions réintégratives. Dans le monde, c'est le début de la déconstruction du concept unifié de psychose infantile dans les classifications internationales (CIM) et américaines (DSM). Roger Misès est à l'initiative de la création de la classification française des troubles mentaux de l'enfant et de l'adolescent. Il exprime son opposition aux modifications introduites par le DSM III et la CIM 10. Roger Misès dit : *« Avec la CFTMEA, le clinicien est incité à prendre en compte tous les facteurs éventuellement étiologiques. Aucun n'a un déterminisme simplificateur »*. La classification française offre des repères catégoriels et des repères dimensionnels qui s'appuient sur le dégagement de critères structuraux.

Roger Misès décrit la dysharmonie psychotique qui est un concept proche de la prépsychose de l'enfant. Les enfants ayant une dysharmonie psychotique présentent souvent des angoisses, une dépression, un retard du développement psychomoteur, un retard du langage. La réversibilité potentielle au cours du développement de l'enfant est envisageable. Ces enfants peuvent avoir une évolution favorable. Ce tableau est proche de « multiple complex developmental disorder » défini par le psychiatre américain Donald J. Cohen en 1986. Misès est absent des classifications internationales. Le 23 juillet 2012, Roger Misès est décédé à l'âge de 88 ans. La pédopsychiatrie publique est en deuil. Roger Misès était une intelligence dominante. Il était francophone, mais à l'écart des rencontres internationales. Il entreprenait ce qu'il maîtrisait, mais avait une mauvaise pratique de la langue anglaise.

Références bibliographiques :

Misès R. *La cure en institution.* ESF. 1980.
Misès R. *Les pathologies limites de l'enfance*. PUF. 1999.

Laurent Mottron

Laurent Mottron estime en 2020 que les autistes légers sont de moins en moins discernables de la population neurotypique, au point que, dans quelques années, il pourrait n'y avoir presque aucune différence entre les deux groupes. La personnalité autistique n'est en effet plus, comme par le passé, reconnue de manière évidente selon un diagnostic par *reconnaissance*, mais seulement par un diagnostic par *critères*.

La Dr Laurent Mottron accuse en outre la montée en épingle, au Québec, de l'autisme léger sous l'action de divers lobbys (exemples : les écoles qui souhaiteraient débloquer des fonds en accueillant plus de personnes autistes, les parents et leurs enfants eux-mêmes qui voudraient à tout prix une explication à leurs difficultés).

Pour Laurent Mottron, il semble que les Asperger aient un trouble attentionnel spécifique qui pourrait être traité comme les TDAH. Un haut niveau d'alexithymie est caractéristique de ce syndrome, entraînant les difficultés connues pour identifier et décrire leurs émotions et celles d'autrui.

Laurent Mottron évoque une capacité particulière, une surcompétence qui suffit à expliquer les performances élevées de certains autistes. Des observations très anciennes sur les *« idiots savants »*, les calculateurs de génie, les prodiges de la mémoire du calendrier vont dans ce sens.

Laurent Mottron a montré en musique, chez les autistes, la capacité à discriminer des fréquences de note à peine perceptibles pour la majorité des témoins. Il pense *« que les personnes autistes présentent un biais local et un hyperfonctionnement du traitement perceptif de bas niveau, dans la modalité visuelle et dans la modalité auditive. »*

Les enfants Asperger sont plus susceptibles que les autres d'avoir des troubles du sommeil, y compris des difficultés d'endormissement, de fréquents réveils nocturnes et des réveils trop matinaux.

Les difficultés sociales, la tendance à intellectualiser plutôt qu'à employer l'intuition, l'incertitude quant à la façon dont les autres vont les percevoir et les juger génèrent une anxiété importante chez les personnes Asperger. Cela peut s'aggraver jusqu'à un trouble anxieux généralisé ou un mutisme sélectif. Les enfants perçoivent souvent les relations avec leurs camarades d'école comme étant anxiogènes. Les adultes peuvent être traités pour anxiété chronique. Il est possible que cette anxiété soit une composante du syndrome liée aux particularités neurologiques, ou bien qu'elle soit le résultat d'autres problèmes liés, comme l'hypersensibilité (notamment au bruit) et l'alexithymie. Pour lutter contre leur anxiété, qu'accroissent les réactions négatives d'autres personnes, les Asperger choisissent de s'isoler et de limiter leurs contacts sociaux, par exemple en refusant d'aller à l'école.

Parmi les jeunes générations, l'addiction à Internet et plus particulièrement aux jeux vidéo de type MMORPG est notable. Pour le Dr John Charlton, qui a découvert de nombreux traits du syndrome d'Asperger lors d'une étude sur 400 *gamers*, il est important de rappeler que la pratique du jeu vidéo ne cause pas l'autisme, mais qu'elle permet aux autistes de » *s'échapper dans un monde où ils peuvent éviter les interactions en face à face ».* Un article publié dans *Wired News* suggère que les particularités du syndrome rendent les Asperger naturellement plus doués pour comprendre et exploiter les mécanismes de ces jeux, augmentant d'autant leur attrait. Les raisons de ces addictions restent à éclaircir. L'héritage génétique pourrait être une cause.

Il existe diverses approches pour l'accompagnement des personnes autistes. Les parents d'enfants avec syndrome d'Asperger font face à de nombreux facteurs de stress durant l'éducation, généralement davantage que les parents d'enfants non handicapés ou concernés par certains autres handicaps, mais ce stress parental est très peu étudié.

L'approche cognitivo-comportementale est la seule dont l'efficacité a été systématiquement évaluée scientifiquement. Le National Institute of Neurological Disorders and Stroke aux États-Unis et la Haute Autorité de Santé en France, par ailleurs critiquée, préconisent un accompagnement centré sur ces thérapies comportementales (abréviation « TCC », pour « thérapies cognitivo-comportementales »), qui se concentrent sur les capacités de communication, les routines obsessionnelles et répétées, et la maladresse physique.

Plusieurs études sur les programmes d'entraînement aux habiletés sociales (EHS) ont démontré leur efficacité, notamment pour favoriser une meilleure adaptation psychologique des enfants. Le guide d'*Intervention cognitivo-comportementale auprès des enfants et des adolescents* recommande un entraînement aux compétences sociales en commençant par la reconnaissance des émotions et de la communication non verbale, passant par le jeu de rôle.

Tony Attwood conseille également un programme d'éducation affective avec les enfants, pour leur apprendre comment nouer des amitiés, puis un programme de restructuration cognitive pour apprendre à gérer l'anxiété et remonter l'estime de soi, en utilisant notamment la conversation par bande dessinée. L'utilisation d'un support vidéo semble également appropriée. Une dizaine d'études portant sur ces approches, et notamment sur les scénarios sociaux, concluent qu'elles *« sont bénéfiques et significativement efficaces »* pour réduire les comportements inappropriés, et que « *la TCC permet de réduire les symptômes d'anxiété de manière significative chez les enfants atteints d'Asperger* ». Une étude menée en 2009 conclut que 79 % des personnes Asperger suivant une TCC ont ressenti une diminution de leur anxiété. Ces thérapies semblent également efficaces pour réduire les troubles de l'attention.

De nombreuses associations de parents et de personnes Asperger définissent la construction des politiques de santé. D'après la sociologue et historienne des sciences Brigitte Chamak, *« dans les pays où ces approches [comportementales] sont généralisées depuis de nombreuses années, les mêmes témoignages de parents surmenés, épuisés, désemparés continuent à se multiplier, et ce malgré les publications « scientifiques » rédigées par ceux qui prônent et appliquent ces méthodes »*. Des critiques de psychanalystes contre les TCC visent l'aspect « conditionnant », qui ôterait la liberté de choisir, de penser et de s'exprimer. Ces aspects ont poussé Michelle Dawson, chercheuse, et elle-même autiste, à s'opposer à l'imposition des TCC au Canada. Selon Alan J. Levy, psychiatre et psychanalyste, l'efficacité des approches éducatives et comportementales donne des résultats contradictoires et ces approches ne sont pas adaptées à la phénoménologie du syndrome d'Asperger.

Références bibliographiques :

Hochmann J. *Histoire de l'autisme*. Odile Jacob. 2021.

Mottron L. *L'autisme : une autre intelligence*. Sprimont. Belgique, 2004.

Mottron L. « Sur fonctionnement et déficits perceptifs dans l'autisme : un même profil de performance pour l'information sociale et non sociale ». In A. Berthoz et coll. *L'Autisme*. Paris. Odile Jacob. 2005.

Filippo Muratori

Filippo Muratori est professeur agrégé de neuropsychiatrie de l'enfant et de l'adolescent à l'Université de Pise. Il est aussi directeur de l'unité clinique et de recherche sur les troubles du spectre autistique à l'IRCCS Stella Maria.

Récemment, il a publié son livre *Primi passinell'zautismo* dans lequel il décrit comment l'autisme se développe au cours des deux premières années de la vie. Auparavant, son manuel de psychothérapies brèves pour les troubles émotionnels des enfants avait été publié par les PUF. Il est aujourd'hui directeur scientifique de la Fondation Stella Maria.

Francisco Palacio Espasa, pédopsychiatre et psychanalyste, est ancien médecin-chef du service de psychiatrie de l'enfant et de l'adolescent des Hôpitaux universitaires de Genève. Il est l'auteur de plusieurs ouvrages en psychiatrie de l'enfant et de l'adolescent.

Références bibliographiques :

Muratori F., Calderoni S., Bizzari V. & George Frank I. An undervalued voice in the history of autism. *Eur Child Adolesc Psychiatry*. 2021.

Cohen D., Muratori F. *Les pionniers de la clinique de l'autisme*. Langage. 2024.

Myriam Noël-Winderling

Myriam Noël-Winderling est neuropsychologue. Elle est aussi linguiste et psychologue. Après une carrière en milieu hospitalier universitaire, elle pratique en consultation privée l'expertise en neuropsychologie et la psychothérapie. Elle exerce à Genève. Explorer le monde mental des personnes autistes ou souffrant du syndrome d'Asperger conduit à penser à la nature et aux dangers de la solitude, comme à ceux de l'accueil d'autrui dans sa vie. Les adjectifs d'impensable, d'invivable, d'insoluble, d'absolu émergent de cette recherche. À partir du témoignage des autistes et Asperger qu'elle reçoit en consultation, Myriam Noël-Winderling s'attache à comprendre leur psychisme, leur affectivité et leurs fonctions cognitives. Elle apporte une contribution originale aux théories des neurosciences et de la psychanalyse et dessine des pistes pour la psychothérapie des Asperger qui visent à consolider leurs spécificités plutôt qu'à les transformer. Pour elle, l'autiste préfigure l'homme normal de demain pris dans un tourbillon d'informations et de sensations qu'il échoue à comprendre, incapable de créer de véritables liens avec autrui malgré l'interconnexion médiatique de nos sociétés. Elle nous invite à nous intéresser à l'expérience des autistes et Asperger pour reconsidérer les conditions de la socialisation, du lien et de l'humanité.

Myriam Noël Winderling est critique à l'égard de l'accent mis sur l'empathie, de la théorie de l'esprit et des thérapies comportementales qui, selon elle, vont à l'encontre des ressources des personnes avec Asperger et les enferment dans une vision déficitaire d'elles-mêmes, où l'individu est réduit à des symptômes d'ordre statistique. Myriam Noël-Winderling nous livre ses analyses.

Tony Attwood déconseille le recours à une thérapie psychanalytique mère-enfant pour éviter une culpabilisation inutile des mères, précisant que » *de façon générale, la technique des thérapies psychanalytiques est mise à mal avec les patients présentant un SA* ». Il s'appuie notamment sur une étude de l'efficacité des psychothérapies sur les personnes SA, publiée par la psychothérapeute Paula Jacobsen en 2004. Josef Schovanec, diagnostiqué Asperger, témoigne que son suivi de cinq ans par » *l'un des psychanalystes les plus réputés de Paris* » lui a coûté très cher, sans résultat. Les psychanalystes déclarent reconnaître la » pluricité des autismes », dont le syndrome d'Asperger. L'approche psychanalytique permet à la personne avec Asperger de conserver et de protéger un centre névralgique qui lui est propre et de lui apporter un éclairage dans son rapport aux autres et à la réalité.

Tony Attwood ne donne pas de conseils sur les psychothérapies classiques d'une manière générale, signalant des avis variés. Il rappelle que le praticien doit avoir une bonne connaissance des recherches en psychologie cognitive pour prendre un patient Asperger en charge. La psychologie analytique a démontré son efficacité, les psychothérapies conventionnelles permettant d'améliorer les relations parents-enfant.

Pour ce qui concerne la méditation, plusieurs spécialistes, y compris dans le monde scientifique, ont conclu que cette pratique est potentiellement bénéfique pour aider à gérer le stress des personnes autistes. Un ouvrage répertorie des témoignages et différentes techniques de méditation accessibles aux personnes Asperger pour leur permettre de » reprendre du contrôle et améliorer leur vie au quotidien ». Le yoga fait également l'objet de publications, allant dans le sens d'un bénéfice apporté par cette pratique aux enfants et aux adultes. D'autres exercices de relaxation peuvent être pratiqués, tels que les massages. Beaucoup de témoignages font part de l'aide apportée par les animaux de compagnie, notamment pour diminuer le sentiment de solitude. Des essais fructueux ont également été menés avec l'équithérapie la delphinothérapie et plus récemment, en 2015, le dialogue et l'évaluation avec un robot. Il n'existe aucun médicament pour les symptômes de base du SA, mais il est essentiel de réguler les troubles associés. En raison de leurs difficultés à analyser leurs propres émotions, les personnes concernées peuvent estimer que la médication ne leur est pas nécessaire, même pour réduire l'anxiété, la dépression, l'inattention et l'agressivité. L'association des antipsychotiques atypiques rispéridone et olanzapine permet une réduction des comportements répétitifs, de l'automutilation, des crises d'agressivité et de l'impulsivité. L'usage de la rispéridone sur des Asperger adolescents et adultes pendant trois ans a démontré des améliorations cliniquement significatives des symptômes négatifs. Les inhibiteurs sélectifs de la recapture de la sérotonine

(ISRS), fluoxétine, fluvoxamine et sertraline, sont efficaces dans le traitement des intérêts et comportements restreints, et répétitifs.

Les données manquent pour permettre d'évaluer les effets secondaires de ces traitements et leur efficacité sur la durée. Les études s'orientent sur les effets croisés des traitements potentiels. Il est possible que l'exposition à des antidépresseurs pendant la grossesse et la petite enfance augmente le risque de TSA. De plus, l'usage de certains médicaments est déconseillé si la personne présente une tendance à l'addiction.

La neuropsychologue Myriam Noël-Winderling est critique à l'égard de l'accent mis sur l'empathie, de la théorie de l'esprit et des thérapies comportementales qui, selon elle, vont à l'encontre des ressources des personnes avec Asperger et les enferment dans une vision déficitaire d'elles-mêmes, où l'individu est réduit à des symptômes d'ordre statistique.

Les personnes adultes Asperger discutent beaucoup sur Internet (notamment sur des groupes Facebook) et organisent des rencontres (du type « café Asperger ») pour échanger et s'entraider. De nombreuses associations de rencontres existent, comme Asperger-amitié en région parisienne, qui est parrainée par Josef Schovanec. D'après le psychanalyste Hervé Bentata, bien que cette volonté de créer des liens paraisse contradictoire avec les difficultés de communication causées par le syndrome, elle s'explique par la forte utilisation d'Internet et des réseaux sociaux en amont, permettant d'éviter les interrogations.

Il y a une grande variété dans la reconnaissance du syndrome et dans les prises en charge selon les pays du monde. En fonction du pays d'origine de la personne et de son ethnicité, le diagnostic et la méthode de prise en charge peuvent être complètement différents. L'acceptation sociale et culturelle se révèle très variable également. Le syndrome d'Asperger est généralement bien reconnu et pris en charge dans les pays occidentaux, et notamment les pays scandinaves : le Canada, la Suisse, les États-Unis, la Belgique, l'Irlande, l'Allemagne.

<u>Références bibliographiques</u> :

Hochmann J. *Histoire de l'autisme*. Odile Jacob. 2021.

Noël-Winderling M. *Autisme et syndrome d'Asperger*. Toulouse. Ères 2014.

Noël-Winderling M. *Théorie de la solitude*. Paris. L'Harmattan. 2017.

Noël-Winderling M. *Vaincre vos traumatismes avec la méthode IPSCI*. Paris. L'Harmattan. 2018.

Maria Rhode

La psychanalyste Maria Rhode rappelle que la distinction entre le syndrome d'Asperger et l'autisme est récente. Pour elle, chaque personne avec Asperger est unique et l'Asperger pourrait constituer un spectre autistique à lui tout seul. La Classification internationale des maladies (CIM-10) publiée par l'Organisation mondiale de la santé (OMS) en 1993 s'interroge déjà sur la validité nosologique de ce syndrome. La 4e édition du *Manuel diagnostique et statistique des troubles mentaux* (DSM-IV) fait figurer le syndrome d'Asperger au sein des « troubles envahissants du développement ». La dernière édition (DSM-5), publiée en 2013, élimine le diagnostic du syndrome d'Asperger pour l'intégrer au sein d'un nouveau diagnostic de « troubles du spectre de l'autisme », et attribue une échelle de sévérité (sévère, moyen ou modéré). La CIM-11 reprend cette formulation habituellement traduite « troubles du spectre de l'autisme », comportant l'ensemble des niveaux de fonctionnement intellectuel et de capacité de langage. Le nouvel item diagnostique correspondant au syndrome d'Asperger est renseigné sous le nom de » *Autism spectrum disorder without disorder of intellectual development and with mild or no impairment of functional language* » (en français : *« Trouble du spectre de l'autisme sans trouble du développement intellectuel et avec peu ou pas de déficience dans le langage fonctionnel »*).

Malgré l'élimination du diagnostic de ce syndrome, le nom de « syndrome d'Asperger » reste utilisé dans la culture populaire et les médias. L'élimination du syndrome d'Asperger dans les classifications officielles suscite des critiques et des approbations. Certaines personnes concernées voient dans cette élimination une attaque à leur identité, une communauté forte de personnes se dénommant elles-mêmes « Aspies ».

En tant que trouble envahissant du développement (TED), le syndrome d'Asperger (SA) se caractérise par un ensemble de symptômes touchant notamment aux interactions sociales et aux centres d'intérêt. L'utilisation atypique du langage et la maladresse physique sont également des symptômes communs, bien que n'étant pas toujours retenues dans les critères de diagnostic. Les enfants Asperger prennent souvent conscience de leur différence entre six et huit ans. Ils développent des stratégies de compensation. Ils peuvent éprouver des difficultés pour se faire des amis, s'organiser, se montrer attentifs et gagner en autonomie.

Références bibliographiques :

Cohen D. & Muratori F. *Les pionniers de la clinique de l'autisme*. Langage. 2024.
Hochmann J. *Histoire de l'autisme*. Odile Jacob. 2021.

Michael Rutter

Michael Lewellyn Rutter (15 août 1933-23 octobre 2021) est la première personne à être nommée professeur de pédopsychiatrie au Royaume-Uni. Décrit comme le » *père de la psychologie de l'enfant* », Rutter est professeur de psychopathologie du développement à l'Institute of Psychiatry du King's College de Londres, et psychiatre consultant au Maudsley Hospital, poste qu'il occupe de 1966 jusqu'à sa retraite en juillet 2021. Une enquête du *Review of General Psychology*, publiée en 2002, classe Rutter comme le 68ᵉ psychologue le plus cité du XXᵉ siècle. Il est décédé d'un cancer le 23 octobre 2021, à l'âge de 88 ans.

La nosographie des troubles psychiatriques est complexe. Les classifications successives rendent difficile la compréhension, surtout en pédopsychiatrie. Les raisons sont multiples. Les découvertes scientifiques permettent de mieux comprendre certains troubles du neurodéveloppement (TDN), et les critères diagnostiques évoluent ou bien des décisions consensuelles favorisent l'exploration d'hypothèses nouvelles.

À ce propos, il existe deux classifications dans la CIM (classification internationale des maladies) de l'Organisation mondiale de la santé et le DMS de l'Association Psychiatrique américaine (APA).

Dans les années 1960, le travail de Kanner est respecté, mais les classifications n'isolent pas l'autisme. Les deux premières éditions du DSM (1955 et 1968) ne mentionnent pas le terme d'autisme. De même dans la CIM-9 en 1975, les enfants présentant les caractéristiques décrites par Kanner reçoivent un diagnostic de schizophrénie infantile ou de psychose de l'enfance.

Il faut citer les travaux d'Isaac Kolvin, Edward E. Ritvo ou de Michael Rutter. Ils sont importants pour isoler l'autisme des psychoses de l'enfant. Dans l'apparition du DSM-III (APA, 1980), la catégorie des troubles globaux du développement inclut 3 sous-groupes, dont l'autisme infantile. On y distingue une forme état et une forme résiduelle.

Ces entités sont des caractéristiques :
. Le début du trouble avant l'âge de 30 mois ;
. Une absence de réponse sociale ;
. Une absence de langage et des particularités de langage ;
. Des réponses bizarres à l'environnement.

La déficience intellectuelle est associée à 70 % des enfants qui répondent au diagnostic. L'âge d'apparition et la constance de certains critères diagnostiques permettent la différenciation. Michael Rutter influence profondément la classification internationale par ses travaux. Il propose de définir les troubles envahissant du développement à la suite d'études longitudinales. Il a contribué à établir les bases génétiques de l'autisme et à le distinguer de la schizophrénie infantile. Il a observé longuement les effets des soins institutionnels sur les enfants. Il a contesté la théorie de l'attachement de Bowlby. Celui-ci établissait que les attachements multiples étaient importants pour les enfants plutôt que l'attachement unique à la mère. Son travail sur les enfants roumains depuis leur séjour en institution jusqu'à leur adoption a montré comment la privation au début de la vie affecte le développement de l'enfant, l'attachement et la construction de nouveaux liens affectifs. Le premier à utiliser la notion de » *pervasive developmental disorder* » (en français : troubles envahissant du développement) d'après Donald J. Cohen, également pionnier, les travaux de Rutter ont été déterminants dans le choix du DSM-3R en 1987 et de l'ICD-10 en 1938.

Le DSM-III-R a défini les troubles envahissants du développement, mais ils ne comprennent que deux entités : le trouble autistique et le trouble envahissant du développement non spécifié. Il existe une difficulté pour le diagnostic, car la catégorie non spécifiée devient inflationniste. La CIM-10 garde cinq entités dans les troubles envahissants du développement, ce que reprend le DSM-IV qui paraît en 1994.

Références bibliographiques :

Hochmann J. *Histoire de l'autisme*. Odile Jacob. 2021.
Rutter M. Autistic children: infancy to adulthood. *Semin. Psychiat.* 1970. 15-450.
Rutter M. Diagnosis and definition of childhood autism. *Journal of Autism and Childhood Schizophrenia*. 1978. 139-161.

Sante de Sanctis (1862-1935)

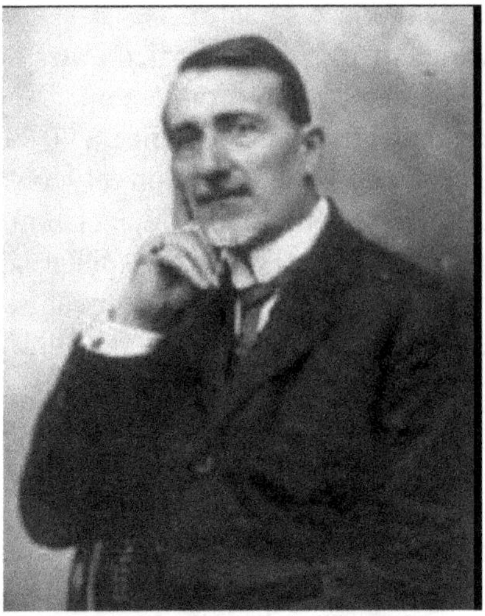

Sante de Sanctis, © F. de Magondeau.

Le 7 février 1862, naît Sante de Sanctis, à Parrano, en Italie. Il devient psychiatre et psychologue. Il est l'un des fondateurs de la psychologie et de la neuropsychiatrie de l'enfant dans ce pays. En 1886, il obtient son diplôme de docteur en médecine. Son sujet est l'aphasie. En 1891, il exerce au laboratoire d'anatomie de Santa Maria della Pietà. En 1892, il est assistant à la clinique psychiatrique de l'Université de Rome dirigée par Ezio Sciamanna où il effectue des recherches anatomiques et histologiques. En 1893, pour approfondir ses connaissances en psychiatrie, il se déplace à Paris, puis à Zurich. Il étudie l'hypnose avec Forel. La littérature psychiatrique française lui convient, spécialement celle de Jean-Martin Charcot. Son intérêt est vif pour l'étude des rêves et du sommeil, en rapport avec les maladies mentales.

Il portera sa thèse de professeur de psychiatrie sur ce sujet (*Rêves et sommeil dans l'hystérie et dans l'épilepsie.* 1896). De Sanctis sera le seul Italien non-psychanalyste à étudier les rêves. Ce sujet a été étudié auparavant par Sigmund Freud. En 1898, il demande à enseigner la psychologie et cette demande est rejetée en 1901 par le conseil supérieur de l'éducation. La raison est que la psychologie doit être enseignée par un philosophe. Finalement, en décembre 1901, le ministre de l'Éducation Nasi lui accorde l'autorisation. En 1906, il obtient la première chaire de psychologie expérimentale à Rome dans la Faculté de médecine. De 1906 à 1930, il dirige l'Institut de psychologie de la Faculté de Médecine de l'Université Sapienza de Rome. En 1925, il fonde la neuropsychiatrie de l'enfant et il innove. Il inaugure cette nouvelle spécialité.

Il identifie de nouvelles pathologies : *« la démence praecocissima »*. Toutefois, la première chaire de neuropsychiatrie de l'enfant ne voit le jour qu'en 1960. En 1929 et 1930, il écrit le traité en deux volumes de *Psychologie expérimentale.* En 1929, De Sanctis fonde le premier département de neuropsychiatrie de l'enfant en Italie et il succède à Giovanni Mingazzini. Il enseigne à la clinique des maladies nerveuses et mentales. Son successeur à la chaire de psychologie expérimentale sera Mario Ponzo. Il meurt à Rome le 20 février 1935.

Il s'est occupé des enfants handicapés toute sa vie. Il a réalisé des études monographiques et il a apporté des solutions institutionnelles telles que les écoles maternelles pour la réinsertion sociale des enfants et adolescents pauvres, et handicapés mentaux en 1899. Son contemporain Eugen Bleuler a inventé les termes autisme et schizophrénie. De même, Sanctis a observé des troubles autistiques chez les jeunes enfants. Il refuse les notions des hallucinations, de l'agitation. Il évoque parfois de la régression. Il a décrit six cas de *« démence praecocissima »*. Selon lui, tous les troubles graves du comportement chez les enfants ne sont pas liés à une déficience mentale. Il distingue la démence précoce de l'adolescence et du jeune enfant des formes dites *« delmentia praecox subsequens »* à une déficience intellectuelle. Des formes de démences précoces de l'enfant existent avec des similitudes avec les symptômes de l'adulte. Certains troubles précoces seraient des indicateurs de l'apparition au cours du développement d'une maladie mentale chez l'adulte. Ces enfants présentent un caractère étrange, des caprices, une apathie, de la dépression, des scrupules du négativisme, des hallucinations, de l'agitation. De Sanctis a eu une idée dans cette discipline. Il a prévu que certains troubles du caractère de l'enfant marqué par l'étrangeté pouvaient être améliorés par une prise en charge éducative.

Références bibliographiques :

Bollea G. *La psychiatrie de l'enfant en Europe*. La psychiatrie de l'Enfant. 1958.

Cohen D. & Muratori F. *Les pionniers de la clinique de l'autisme*. Langage. 2024.

De Sanctis S. *Educazione dei deficienti*. Milan. Vallardi.1915.

Joseph Schouvanec (1931-)

Joseph Schouvanec est né le 2 décembre 1931 à Charenton-le-Pont. Il est philosophe, écrivain et voyageur français d'origine tchèque. Autiste, il est un militant pour la dignité des personnes autistes. Après une scolarité difficile, il obtient un diplôme à Sciences Po-Paris, puis un doctorat en philosophie et sciences sociales à l'École des hautes études en sciences sociales (EHESS).

Il est hyperpolyglotte, puisqu'il parle plus de sept langues, dont l'amharique, l'arabe, le persan et l'hébreu. Il découvre d'autres cultures et partage ses découvertes pendant sa chronique sur Europe 1, voyages en Autistan et sur KTO, la chronique atypique. Il est l'auteur de quatre ouvrages biographiques et récits de voyages abordant la question de l'autisme, dont son autobiographie *Je suis à l'Est !* Il réalise aussi des traductions et tient des chroniques écrites, et orales lors d'émissions de radio. Il joue un rôle récurrent dans la série télévisée française *Vestiaires* depuis la 4e saison. Depuis 2007, Joseph Schouvanec donne de nombreuses conférences et des formations dans le domaine de l'autisme. Connu pour sa voix particulière, son sens de l'humour, sa politesse, sa franchise et sa logique, il témoigne souvent lors de ses rencontres sur ce qu'il vit et observe en tant que *« personne avec autisme »*.

Il est présenté par certains journaux et auteurs comme l'un des porte-paroles de l'autisme en France. Mais, il témoigne lui-même qu'il ne représente personne et a endossé ce rôle malgré lui. Il se positionne en faveur d'une société plus inclusive pour les personnes autistes et souligne les bienfaits du voyage. Étant docteur en sociologie et philosophie, il étudie les phénomènes de croyance. Avec son retard de langage, il commence à parler tardivement. Vers 6 ans, il est considéré comme inapte à passer en CP et évite de justesse le redoublement de la grande section de l'école maternelle. Il apprend à lire et à écrire avant de savoir parler. Son éducation est vécue difficilement. Il est exclu des jeux de groupe et subit des brutalités physiques exercées par les autres élèves. Il témoigne rentrer après la classe, couvert de boue et les vêtements déchirés. Durant son enfance, il passe ses vacances en Suisse alémanique et dans les Alpes. Apprendre des gestes courants tels qu'enfiler un manteau ou descendre un escalier lui est difficile. Il parle avec énormément de politesse à ses camarades de classe, se passionne pour l'Égypte antique, l'observation des moisissures et le processus de fossilisation. Il témoigne se cacher dans des coins calmes et sombres (sous des lits ou aux toilettes) jusqu'à une demi-journée. Son absentéisme est particulièrement important en CM1 et en quatrième. Cela s'arrange pendant ses années de lycée. Les mathématiques formant sa discipline favorite, il envisage une carrière de mathématicien. Il obtient son baccalauréat scientifique à 17 ans avec une mention très bien. Il entre à l'Institut d'études politiques de Paris (Sciences Po-Paris). Il est dispensé du passage de l'examen d'entrée grâce à ses mentions au baccalauréat. Il passe l'année scolaire 2000-2001 à Mannheim en Allemagne. À son retour d'Allemagne en août 2001, il consulte un cabinet psy espérant recevoir un coaching pour résoudre ses difficultés de relations sociales. Cela débouche sur une prescription d'amisulfide, puis de nombreux médicaments, entraînant de nombreux effets secondaires. En raison d'une erreur de diagnostic, il est considéré comme schizophrène. Il rapporte dans *Je suis à l'Est* sa brève appartenance au socialisme. Il soutient son DEA en 2003, mais termine difficilement son mémoire en pensée politique en raison de ses prescriptions de neuroleptiques, témoignant : *« avec certains comprimés, je dormais quasi en permanence ajoutant n'avoir aucun souvenir de l'année 2004 ».* Un diagnostic du syndrome d'Asperger est finalement posé à l'âge de 22 ans (vers 2005). Il continue néanmoins à prendre les neuroleptiques qui lui sont prescrits pendant 2 ans et cesse les médicaments inadaptés en 2007. Docteur et chercheur en philosophie et sciences sociales à Paris, et à l'Université de Bucarest, il consacre sa thèse de philosophie allemande en 2009. Il a étudié l'allemand, l'anglais puis le grec ancien au collège et au lycée.

Il entre à l'Institut national des langues et civilisations orientales pour suivre des cours, d'hébreu, d'azéri et d'amharique, puis à Paris pour un cursus des anskrit, et à l'Institut catholique de Paris pour des cours de vieil éthiopien.

Il voyage dans de nombreux pays pour y suivre des cours de langue. Il fréquente des universités ou est invité pour des colloques en Allemagne, au Canada, en Estonie, aux États-Unis, en Roumanie, en Russie, en Suisse, dans le Proche-Orient. Il et hyperpolyglottique. Il parle français, tchèque, anglais, allemand, persan, hébreu, arabe, chinois et estonien. Malgré ce bagage, il rencontre 100 % d'échecs à ses entretiens d'embauches. Fin 2006, il devient l'assistant de Hamou Bouaccaz, chargé du handicap à la Mairie de Paris et aveugle de naissance, qui le recrute sans entretien. Il bénéficie d'aménagements de poste dus à son handicap. Il perd cet emploi en 2014 à l'arrivée d'Anne Hidalgo. Le 4 octobre 2018, il est fait docteur honoris causa de l'Université de Namur pour ses travaux sur l'intelligence collective. En octobre 2019, il inaugure l'espace philosophique de l'Université de Namur.

Il reçoit un parrainage lors de l'élection présidentielle française de 2022, mais n'est pas candidat. Josef Schouvanec est régulièrement impliqué dans des actions de sensibilisation à l'autisme. L'autisme étant déclaré *« grande cause nationale »* en 2012, il donne une conférence au Collège de France et affiche son combat pour l'amélioration des autistes. Lors de la conférence nationale du handicap le 19 mai 2016, il reçoit une mission du ministère de la Santé concernant l'insertion professionnelle des adultes autistes. Il s'exprime en faveur du job coaching et d'une adaptation des environnements de travail aux autistes. Il est nommé au conseil de la Caisse nationale de solidarité pour l'automne le 18 octobre 2017 comme personnalité qualifiée.

Références bibliographiques :

Cohen D. & Muratori F. *Les pionniers de la clinique de l'autisme*. Langage. 2024.

Hochmann J. *Histoire de l'autisme*. Odile Jacob. 2021.

Soukhareva Grounia Iefimovna (1891-1981)

Grounia Iefimovna Soukhareva naît en 1891 à Kiev dans une famille juive. Ses parents sont Chaim Faitelevich, le père, et Rachel Iosifovna Sukhareva, la mère. Grounia fait ses études de médecine à l'Institut médical pour les femmes de Kiev. C'est une psychiatre russe de grande renommée. Elle débute sa carrière avec la révolution soviétique, en 1917. Elle est une des pionnières de la psychiatrie de l'enfant. Durant la guerre froide, son nom est resté confidentiel en Occident. Elle a anticipé le syndrome d'Asperger avec son travail sur la schizoïdie de l'enfant. Initialement, elle pratique la santé publique. Elle s'occupe des épidémies d'encéphalites. Elle est psychiatre à l'Institut de protection de la santé des enfants et des adolescents jusqu'en 1921. Elle se déplace à Moscou. Elle exerce jusqu'à sa mort sauf une période de 3 ans. En effet, de 1933 à 1935, elle est alors à Kharkov en tant que professeur. Elle fonde plusieurs institutions de soins neuropsychiatriques. Son aura est reconnue en 1935, on lui confie la première chaire de pédopsychiatrie à l'Institut central de spécialisation médicale à Moscou. Cet institut est fondé en 1930 et constitue plus tard l'Académie russe de formation médicale post-diplôme. Elle a un rôle important dans la contribution à l'histoire de l'autisme. Elle écrit la première classification des troubles mentaux de l'enfance et de l'adolescence. Son approche est neurobiologique et évolutionniste. Elle insiste : le facteur d'âge et d'intensité a un impact sur le développement. En 1938, elle dirige la clinique des psychoses infantiles de l'Institut de psychiatrie de l'ancienne URSS. Elle est nommée présidente de la section infantile de la Société moscovite de neuropathologie et de psychiatrie. En 1981, elle meurt à Moscou.

Références bibliographie :

Sukhareva G. E. Die scizoiden Psychopathien im Kindesalter. Monatschrift für Psychiatrie und Neurologie. 1926. 60.

Sukhareva G. E. Die Besonderheiten der schizoiden Psychopathien bei den Mädchen. Monatschrift für psychiatrie und Neurologie. 1927.

Daniel Tammet (1979-   )

Daniel Tammet est né Daniel Paul Corney, le 31 janvier 1979, à Barking en Angleterre. C'est un écrivain, poète et hyperpolyglotte britannique. Dans l'enfance, on lui diagnostique une épilepsie, puis le syndrome d'Asperger à l'âge adulte. Il se fait connaître par sa synesthésie, à l'origine de ses capacités extraordinaires de mémoire. Le 14 mars 2004, il récite les 22 514 premières décimales de Pie en 5 heures et 24 secondes établissant ainsi un nouveau record européen. Il est l'aîné d'une fratrie de neuf enfants. Il vit une enfance modeste dans le sud de l'Angleterre, en ayant des crises d'épilepsie dès l'âge de 3 ans. Il a développé des capacités de communications proches de la norme et des aptitudes singulières dans les domaines des nombres, et des langues. Il s'exprime au sujet des nombres : *« Ils me calment et me rassurent. Mon esprit se promenait en paix dans ce paysage numérique où il n'y avait ni tristesse ni douleur. »* Il est fasciné par la magie des nombres premiers, puis s'adonne au calcul calendaire. Il développe aussi des facultés extraordinaires pour les langues étrangères grâce à sa synesthésie. Il en connaît une douzaine : anglais, français, islandais, allemand, néerlandais, langues baltiques, roumain. Il est professeur d'anglais à dix-neuf ans. En 2004, il est diagnostiqué « autiste de haut niveau avec syndrome du savant et synesthésie à 25 ans au Centre de recherche sur l'autisme de l'Université de Cambridge par Simon Baron-Cohen. En 2002, après avoir fréquenté l'Église baptiste de Herne Bay, il est devenu chrétien. En 2007, pour casser l'image d'homme-ordinateur qui lui est attribuée, il écrit un livre mémoire *Je suis né un jour bleu.* En 2009, il s'installe à Avignon, puis à Paris où il est écrivain à plein temps. Il insiste sur son humanité et sa sensibilité malgré son syndrome d'Asperger, et admet qu'il est doté d'une mémoire inhabituelle. *« L'aventure est insolite, parfois déroutante et souvent captivante »*. Dans son livre, il y raconte des souvenirs d'enfance et reconnaît souffrir d'agoraphobie. Il dit aussi ne pas effectuer mentalement les calculs, mais voir les solutions lui apparaître sous forme de paysages et associer les chiffres à des couleurs. Ceci est caractéristique de la synesthésie.

Puis, il voyage à travers l'Europe et les États-Unis pour la promotion de son livre. Il a trouvé sa voie dans le travail d'écriture. En 2009, il dédie son deuxième livre *Embrasser le ciel immense* à la *« beauté qui sommeille en chaque esprit »*. Il y fait l'état des lieux des connaissances actuelles sur le cerveau et remet en cause les idées sur le QI, et l'intelligence. Il démontre l'établissement de passerelles entre les capacités du cerveau d'un savant autiste et celui d'une personne ordinaire. Le 17 janvier 2013, il publie son troisième livre intitulé *L'Éternité dans une heure* qui est une initiation à la poésie des nombres. Le 23 mars 2016, Daniel Tammet sort son premier roman *Mishenka*. Inspiré d'une histoire vraie en Russie, c'est la bataille des deux plus grands joueurs d'échecs. Le 18 octobre 2017, il sort le livre *Chaque mot est un oiseau à qui on apprend à chanter*. Il y aborde des questions autour du langage et des langues. Le 16 novembre 2018, il publie son premier recueil de poésie *Portraits*. L'auteur rend hommage aux personnalités célèbres. Les poèmes s'accompagnent de photographies. Le 15 janvier 2019, il sort *Fragments de paradis*. Il raconte sa conversion au christianisme. Tammet a publié 9 livres traduits en plusieurs langues. Le journaliste Joshua Foer consacre 26 pages à Daniel Tammet sur la cache de son site Internet.

Références bibliographiques :

Outre neuf livres déjà cités et édités aux Éditions les Arènes.

De nombreux articles, des livres traduits en français, de nombreuses émissions radios et journalistiques.

Hochmann J. *Histoire de l'autisme*. Odile Jacob. 2021.

Peter Vermeulen (1962-   )

Peter Vermeulen est né le 10 août 1962 à Roulers. C'est un enseignant belge flamand spécialisé dans le domaine de l'autisme. Il a obtenu un master en psychologie et sciences de l'éducation à l'Université catholique de Louvain en 1985. Plus tard, il travaille pour l'Association flamande de l'autisme et obtient un doctorat en sciences de l'éducation à l'Université de Leyde en 2002 pour le diagnostic de personne autiste. Il est membre d'Autisme Centraal, une organisation de connaissances et de soutien sur l'autisme. Il reçoit régulièrement des demandes de texte sur le syndrome d'Asperger (SA) fin 1990, ce qui lui confère une certaine notoriété, car, à cette époque, le SA est inclus au DSM-IV. Il rédige le premier livre consacré à cette forme d'autisme en néerlandais. Ce livre est publié en 1999, suivi d'autres livres. Il participe à des ateliers de niveau international et à des conférences sur l'autisme. Il est souvent invité en Europe, en Scandinavie, au Royaume-Uni et au Canada. Il est spécialiste des troubles envahissants du développement et il est reconnu internationalement. Il est rédacteur en chef du magazine *Autism Central*, la revue de l'association de ce nom. Pour le psychologue Peter Vermeulen parlant des enfants Asperger : *« La richesse de leur vocabulaire, leurs excellentes performances dans des domaines bien spécifiques, leur promptitude à engager la conversation, leur fantaisie trompent. Car, derrière la façade d'une connaissance quasi encyclopédique et une éloquence charmante, se trouve un individu en souffrance pour qui le monde est un spectacle désordonné et incompréhensible. »* Les personnes Asperger, notamment à l'âge adulte, ont généralement moins de problèmes sociaux que les autres personnes autistes, mais les enfants autistes, y compris Asperger, entretiennent généralement peu de relations amicales, jouent peu avec des enfants de leur âge et préfèrent l'isolement. N'ayant pas de capacité innée à comprendre les relations interpersonnelles et la communication non verbale, ces personnes présentent un retard social (deux ans en moyenne dans l'acquisition du concept d'amitié) et des problèmes relatifs à l'empathie, ainsi que des difficultés pour contrôler leurs émotions. Alors que les enfants neurotypiques comprennent les codes sociaux et l'expression des sentiments après 5 ans environ, les Asperger perçoivent le monde physique (en s'y intéressant) avant le monde social.

D'après ces études, il y a « *déficit spécifique de la reconnaissance des émotions* », en particulier pour la reconnaissance des visages et l'utilisation des indices non faciaux (gestes, contexte…), ce qui explique que, souvent, les personnes Asperger regardent peu leurs interlocuteurs dans les yeux, emploient peu de gestuelle et présentent un visage peu expressif ou inexpressif, ou ont recours à ces éléments paraverbaux de façon jugée contextuellement inadéquate.

Les Asperger peuvent communiquer verbalement, mais sans voir les signaux sociaux. Ils peuvent entamer un long monologue sur leurs centres d'intérêt, sans comprendre ni voir l'éventuelle lassitude de leur interlocuteur, sa volonté de changer de sujet ou de mettre un terme à la conversation. Cette incapacité ou difficulté à réagir aux interactions sociales d'une façon jugée pertinente par l'interlocuteur peut être interprétée comme un mépris du bien-être et des sentiments des autres ou un égocentrisme extrême, faisant passer la personne Asperger pour insensible. L'idée que les Asperger n'auraient pas du tout d'empathie est répandue.

Références bibliographiques :

Comment pense une personne autiste ? Dunod. 2005.
Je suis spécial. De Boeck. 2010.
Autisme et émotions. De Boeck.
Mon enfant est autiste. De Boeck.
Le syndrome d'Asperger à l'épreuve de la clinique. Dunod. 2013.

Anni Weiss (1897-1991)

Anni Babette Weiss est la fille de Hermann et Babette Weiss. Elle est née le 25 avril 1897, à Sasgan en Allemagne. La ville s'appelle maintenant Zagan, elle est située en Pologne. Elle reçoit un enseignement à domicile. En 1916, elle obtient un diplôme d'enseignante en école maternelle à Francfort-sur-le-Main. Elle étudie ensuite la psychologie à l'Université de Hambourg. En 1921, elle reçoit un diplôme professionnel de l'école de travail social des femmes de l'Institut sociopédagogique de Hambourg. En 1923-1924, elle part à l'Université de Vienne et se perfectionne en psychopathologie, et en guidance infantile. Depuis 1925 jusqu'à 1934, Anni Weiss étudie et travaille comme psychologue dans le service de guidance de l'hôpital pédiatrique de la Faculté de médecine de l'Université de Vienne qui comprend l'unité de pédagogie curative de Lazar. Elle travaille avec Frankl et sœur Viktoribe Zak, puis avec Asperger. Elle réalise des tests psychologiques, des diagnostics psychologiques, de la psychothérapie, de la guidance pour parents et enseignants, et de la recherche. En raison de l'Anschuss en 1938, elle fuit l'Autriche. Elle reçoit une offre d'emploi temporaire aux États-Unis en 1934.

Elle veut en effet partir en raison des politiques préoccupantes. Asperger l'aide et Anni Weiss quitte Vienne sans Georg Frankl. Elle fait des allers-retours entre Vienne, Cherbourg et Gênes. Le 31 août 1935, elle embarque pour les États-Unis depuis Gênes en Italie. Elle devient étudiante à l'Institut de formation des enseignants de la Columbia University. Elle suit les cours sur le développement de l'enfant, la guidance et l'éducation parentale. Elle travaille dans le service de pédagogie curative. Alors qu'elle travaillait à Vienne, son article » Quantitative Intelligence Testing as a Means of Diagnosis in the examination of Psychopathic Children » est publié en 1935. En 1937, Frankl la rejoint aux États-Unis où ils se marient une semaine après son arrivée à New York. Elle travaille à un poste de psychologue consultant-chercheur dans le service de guidance infantile des écoles maternelles publiques de Winnetka et de Chicago dans l'Illinois. Des difficultés se présentent, car le couple ne trouve pas un travail stable pour chacun. En 1942, avec l'aide de Leo Kanner, elle obtient la nationalité américaine. Il n'arrive pas à la faire venir dans son service de Baltimore. En 1942, elle travaille au Chidren Hospital's Habit Clinic de Washington D. C. jusqu'en 1945. Cette année-là, elle rejoint son mari à Buffalo au nord de l'état de New York. Son mari obtient un poste à l'Université de Kansas City. Elle y est nommée comme maître de conférences du département de psychologie et superviseur du service de guidance infantile de cette université. Elle est enseignante-chercheuse. Ses recherches sont relatives au domaine de la protection de l'enfance, des relations parents-enfants et des programmes de santé mentale. Son mari Frankel est nommé professeur à la Bowman Gray School of Medecine en Caroline du Nord. Elle l'accompagne et se spécialise dans la formation du personnel à la psychopathologie, et dans le travail social. La proportion de population précaire y est grande, et le travail institutionnel, et d'organisation est important. La pédopsychiatrie doit être organisée. En 1960, Anni Weiss est nommée maître de conférences à la Faculté de psychologie. Elle prend sa retraite en 1970. Son mari, le Dr Frankel[3], décède en 1975. Elle rentre dans une maison de retraite. Elle reste active malgré une santé délicate. Elle décède en 1991.

C'est la clinique de Lazar qui voit les débuts d'Anni Weiss. Elle y est la psychologue en chef et la sœur Victorine Zac est l'éducatrice en chef. Elles font partie de tables rondes. Anni Weiss a exploré les dimensions pertinentes au TSA comme l'intelligence. L'expression *« enfant autiste »* est utilisée à cette clinique depuis 1934. En 1935, elle publie un cas d'enfant manifestement autiste. Gottfried montre une intelligence normale avec de bons résultats scolaires. Son comportement est désadapté avec des routines, des difficultés sociales et de communication. Elle évalue l'intelligence par l'observation quantitative, car c'est un patient autiste. Elle participe à la discussion scientifique avec son époux et avec Asperger avant 1940.

Références bibliographiques :

Weiss & Frankl A. B. Diagnostic and Remedial play. understanding the Child. 1938.

Weiss & Frankel A. B. Play interviews with Nursery School Children. American Journal of Ortopsychiatry. 1941. 33-9.

---

[3] Les deux orthographes Frankl et Frankel existent.

Lorna Wing (1928-2014)

Lorna Wing est née le 7 octobre 1928 et décède le 6 juin 2014. Elle est une psychiatre britannique spécialiste de l'autisme. Docteur en psychiatrie et travailleuse sociale en milieu psychiatrique, membre du Scientific staff of the Medical Research Council's Social Psychiatry jusqu'à sa retraite en 1990, ses recherches concernent les désordres du spectre autistique et les difficultés d'apprentissage. Elle est psychiatre consultante de la National Autistic Society's au Centre for Social and Communication Disorders. Lorna Wing publie en 1964 *Les enfants autistes*, le premier d'une longue série d'ouvrages courts publiés par des associations d'aide. Mais, son ouvrage de vulgarisation de référence paraît en 1972 sous le titre *Les enfants autistes, un guide pour les parents.* Il sera traduit en de nombreuses langues et réédité de multiples fois. Elle redéfinit alors le profil classique de l'autisme comme il était défini dans ces années-là. En 1977, Lorna Wing et Judith Gould commencent une étude basée à l'hôpital Maudsley de Londres. Cette étude, qui consistera à recueillir des données sur 914 enfants dans le district de Camberwell, s'étendra jusqu'en 1979 et permettra de définir les critères futurs de la triade de Wing, ou *triad of impairments.* Mais, elle se fait surtout connaître en 1981 quand elle réactualise le travail de Hans Asperger datant de 1943, mais peu diffusé, en publiant un compte-rendu des travaux réalisés et une proposition pour définir un syndrome d'Asperger, sur la base de la description de 34 cas. Les cas sont empruntés à Hans Asperger ou proviennent de sa propre clinique. À partir de cette publication, la communauté internationale (surtout dans les pays anglo-saxons) multiplie les recherches et les travaux pour tenter d'identifier le syndrome d'Asperger, et pour le positionner dans les classifications par rapport à l'autisme de Kanner. Dès 1982, elle écrit sur l'idée d'une continuité entre l'autisme de Kanner reconnu et d'autres formes qui n'étaient jusqu'alors absolument pas assimilables. Elle écrira plus tard ainsi avoir ouvert une boîte de Pandore en présentant le syndrome d'Asperger, mais ne le regrette pas et elle continue à rendre compte de l'évolution des critères de définition de l'autisme, par exemple en 2007 dans la revue *Nature*. En 1983, en collaboration avec E. Burgoine, elle présente trois caractères plus récurrents dans le syndrome d'Asperger et dans les troubles autistiques. C'est l'origine de l'idée d'une triade autistique, ultérieurement largement reconnue et utilisée notamment dans les critères d'identification. C'est également un des maillons qui permet de parler de spectre autistique, une terminologie qui ne s'est diffusée que dans les années 1990 et qu'elle a reprise comme titre de l'un de ses livres parus en 2001. En 2006, Lorna Wing publie dans une revue de médecine départementale et de neurologie de l'enfant l'article « Autisme, un désordre neurologique des premiers stades de développement du cerveau », rendant compte des découvertes les plus récentes sur les causes de l'autisme.

Son œuvre littéraire est considérable. Elle-même est mère d'un enfant autiste (sous la forme typique de l'autisme de Kanner). Lorna Wing est une pionnière dans l'autisme. Dans les classifications, elle travaille sur le syndrome d'Asperger.

Elle précise les classifications internationales grâce à la triade qui porte son nom : trouble de la communication, trouble des interactions sociales, stéréotypies et intérêt limités. L'étendue du spectre est immense et l'hétérogénéité des enfants est importante. Lorna Wing a fait découvrir les travaux d'Asperger. Il semble que le spectre était déjà présent dans les années 1940.

Le DSM-V intègre les troubles de l'autisme (TSA) inscrits dans une catégorie plus large, celle des TND.

Références bibliographiques :

Wing L. Asperger's syndrome : a clinical account. Psychol Med. 1981. 115-29.

Hochmann J. *Histoire de l'autisme*. Odile Jacob. 2021.

Personnalités connues atteintes d'autisme d'Asperger
par le Dr Xavier Riaud

Cette liste *non exhaustive* est à considérer avec prudence[4]. Si les diagnostics pour certains ont bien été confirmés de leur vivant, d'autres ont été établis a posteriori bien après la mort des individus cités. Les personnes célèbres considérées ne sont en effet plus là pour établir et confirmer ledit diagnostic. Pour cette raison, il y a de nombreuses controverses sur la question, comme, par exemple, pour Marie Curie, car cela repose plus sur des suppositions que des faits médicaux avérés et constatés.

. En science
Marie Curie (Prix Nobel)
Albert Einstein (Prix Nobel)
Temple Grandin (professeur de zootechnie, ambassadrice de l 'autisme)
Howard Hughes (Aviateur, entrepreneur, fondateur TWA)
John Nash (Prix Nobel)
Isaac Newton (Théorie de la gravité)
Alexander Graham Bell (Inventeur du téléphone)
Thomas Edison (inventeur, fondateur de General Electric)
Henry Ford (inventeur, fondateur de l'entreprise automobile Ford)

. En informatique
Bill Gates (fondateur Microsoft)
Elon Musk (fondateur PayPal, Tesla, Space X)
Steve Jobs (fondateur Apple)
Satoshi Tajiri (créateur des Pokemon)
Mark Zuckerberg (fondateur Facebook)
Bram Cohen (inventeur du protocole BitTorrent)

[4] Cf. https://autismeaspergerquebec.com, « *Autistes-Asperger-célèbres* », 2018.

. Au cinéma
Woody Allen
Dan Aykroyd
Tim Burton
Alfred Hitchcock
Stanley Kubrick
George Lucas
Wentworth Miller
Keanu Reeves
Steven Spielberg

. Dans la musique
Ludwig Van Beethoven
Bob Dylan (Prix Nobel)
Glenn Gould
Eminem
Wolfgang Amadeus Mozart

. En politique
Al Gore (Vice-Président des États-Unis)
Greta Thunberg
Thomas Jefferson (Président des États-Unis)
Vladimir Poutine (Président de la Russie)

. Dans les arts
Michel Ange
Leonard de Vinci
Vincent Van Gogh
Andy Wharol

. Dans le sport
Bobby Fischer (champion du monde échecs)
Lionel Messi (footballeur, Ballon d'or)

Rappels historiques
par le Dr Xavier Riaud

1800 : Le médecin français Jean-Marc Gaspard Itard décrit pour la première fois des tendances autistiques chez Victor, l'enfant sauvage de l'Aveyron[5].

1911 : Bleuler, élève de Charcot, utilise le mot autisme pour la première fois pour désigner chez le schizophrène adulte un retrait de la communication interpersonnelle. C'est la traduction du mot « autismus » publié par Eugen Bleuler, psychiatre suisse, dans *Dementia praecox oder Gruppe der Schizophrenien*, traduit en français par *Démence précoce ou le groupe des schizophrénies*. Il est créé sur la base du radical grec « αὐτος (autós) » qui signifie « soi-même » (repli sur soi).

1943 : Léo Kanner, pédopsychiatre américain, dresse le tableau clinique de l'autisme infantile précoce. Il décrit l'autisme comme *« l'incapacité des enfants à se relier de manière ordinaire aux personnes et aux situations dès le début de la vie »* et attribue l'autisme *« au manque de chaleur maternelle »* >> Autisme de Kanner.

1944 : Hans Asperger identifie une forme atténuée d'autisme caractérisée par une intelligence supérieure, des problèmes d'interaction sociale et des intérêts obsessionnels (sans atteinte du langage et des fonctions cognitives) >> Autisme d'Asperger.

Dans les années 1950, Bruno Bettelheim impute l'autisme aux comportements parentaux[6] : certaines mères « réfrigérateurs » seraient à l'origine de l'autisme de leur enfant.

1952 : L'autisme est inclus pour la première fois dans le Manuel diagnostique et statistique des troubles mentaux (DSM). Il est répertorié comme une forme de schizophrénie infantile.

1964 : Bernard Rimland réfute la théorie de Bettelheim et en avance une autre selon laquelle l'autisme aurait une base biologique et génétique[7].

---

5 https://fondation-autisme.org, *« Histoire de l'autisme »*, sans date.
6 https://fondation-autisme.org, *« Histoire de l'autisme »*, sans date.
7 https://fondation-autisme.org, *« Histoire de l'autisme »*, sans date.

1966 : Programme TEACCH (Traitement et éducation de l'enfant autiste ou souffrant de handicaps de communication apparentés) créé par le Dr Éric Schopler en Caroline du Nord[8].

1980 : Publication du DSM-3 > l'autisme infantile est reconnu comme un trouble distinct, séparé de la schizophrénie.

À partir des années 1980, l'analyse du comportement appliquée ABA a été reconnue aux USA comme la prise en charge utile pour des personnes présentant des troubles comportementaux sévères.

1985 : Simon Baron-Cohen adapte le test de Sally et Anne aux enfants autistes et s'intéresse à la théorie de l'esprit adapté aux enfants autistes.

1986 : France Tustin définit l'état autistique[9].

1987 : Publication DSM-3-R > les critères de diagnostic et la définition de l'autisme infantile changent et deviennent des troubles du spectre autistique.

Fin des années 1980 : Création du PECS (Système de communication par échange d'images) par le Dr Andy Bondy, psychologue, et Lori Frost, orthophoniste, dans le cadre du programme pour les jeunes enfants autistes du Delaware aux USA, en réponse aux difficultés d'enseignement rencontrées avec des enfants autistes.

2003 : Pour la première fois, des mutations génétiques sont identifiées chez des enfants autistes par l'équipe de Tomas Bourgeron à l'Institut Pasteur en collaboration avec des psychiatres français (Pr Marion Leboyer) et suédois (Pr Christopher Gillberg)[10].

2005-2007 : Premier plan autisme en France.

2008 : Création des premiers modèles animaux porteurs de mutations associées à un trouble du spectre autistique (TSA).

2008-2010 : Second plan autisme en France.

Septembre 2011 : Un film intitulé *Le Mur, la psychanalyse à l'épreuve de l'autisme* réalisé par Sophie Robert en partenariat avec Autisme sans Frontières, qui milite pour la scolarisation des enfants autistes expose le point de vue psychanalytique sur l'autisme, est

---

[8] Sagittario Florence, « Brève histoire de l'autisme, position, trouble, spectre, état... » in *Art et thérapie*, 2018 ; (1) 122-123 : 6-14.

[9] Sagittario Florence, « Brève histoire de l'autisme, position, trouble, spectre, état... » in *Art et thérapie*, 2018 ; (1) 122-123 : 6-14.

[10] https://www.pasteur.fr, *« Autisme, la piste génétique »*, 2019.

diffusé sur le site d'Autisme sans Frontières. Il se répand de façon virale dans le monde entier[11].

2012-2018 : Projet EU-AIMS (vise à identifier des marqueurs de l'autisme qui permettraient des diagnostics et pronostics plus précoces et plus précis, et le développement de nouvelles thérapies).

2013-2017 : Troisième plan autisme en France.

2013 : Publication du DSM-5 > toutes les catégories de l'autisme sont regroupées en une catégorie plus large appelée Trouble du spectre de l'autisme (TSA).

2018-2024 : Projet AIMS-2-Trials (vise à améliorer et personnaliser les traitements des personnes atteintes de TSA (médecine de précision).

2019 : 141 gènes sont associés à l'autisme. Ils sont référencés dans la liste SPARK[12].

---

[11] Sagittario Florence, « Brève histoire de l'autisme, position, trouble, spectre, état… » in *Art et thérapie*, 2018 ; (1) 122-123 : 6-14.

[12] https://www.pasteur.fr, *« Autisme, la piste génétique »*, 2019.

Le cerveau de l'autiste

L'autisme est un trouble du développement neurobiologique. Cette affection se manifeste au cours des trois premières années de la vie. Il s'agit d'un trouble qui dure toute la vie. On naît avec l'autisme et on meurt avec l'autisme.

Chaque syndrome autistique est différent dans sa symptomatologie. Plusieurs facteurs sont en commun dans ce trouble :

L'enfant a des déficiences persistantes en matière d'interaction sociale et de communication. Surtout, il a des comportements, des intérêts ou des activités restrictifs et répétitifs. Ainsi, l'autisme implique surtout des déficits comportementaux. Récemment, les recherches ont précisé les causes neurobiologiques de ce trouble. Le Pr Jean Cambier résume la situation en disant : *« L'autisme correspond à un hémisphère droit défaillant et à un hémisphère gauche totalitaire »*. Une défaillance de la contribution hémisphérique droite compromet la vie sociale. L'hémisphère gauche s'attache à l'information élémentaire. Jean Cambier précise que l'oiseau est la seule espèce à ne pas avoir de corps calleux permettant aux hémisphères de communiquer entre eux. Il conclut : *« L'hémisphère droit veille au grain ; le gauche pique le grain ».* L'autisme exprime l'enfermement de la personne sur soi-même, c'est une affection de l'esprit, produit d'un cerveau morphologiquement normal, mais qui dysfonctionne. Le trouble est méconnu durant les premières années, mais présent dès la naissance.

Les chercheurs ont trouvé une relation entre le degré de surcroissance cérébrale et la sévérité des symptômes autistiques. Les études IRM et structurelles ont montré que la croissance importante du cerveau chez les enfants autistes débute au cours de la première année de vie, voire avant.

Cette croissance accélérée du cerveau est d'origine inconnue. Cette notion est importante pour le diagnostic précoce et le traitement de l'autisme. Le cortex cérébral s'organise en régions différenciées dès les premiers mois de gestation du fœtus. Cette différenciation ne se produit pas de la même manière chez les enfants autistes.

Avec une technique tomographique particulière, l'organisation cérébrale a été étudiée chez des enfants autistes diagnostiqués et décédés. Les enfants étaient âgés de 2 à 15 ans. Cette étude a montré que le cerveau des enfants autistes présente des zones désorganisées avec la présence de cellules mal placées dans le cortex préfrontal, étroitement lié à la communication et à l'interaction sociale. Les études ultérieures l'ont confirmé. Une des causes possibles est un mauvais développement neuronal lors des deuxièmes et troisièmes trimestres de la gestation.

L'amygdale est la structure cérébrale responsable du traitement des émotions.

Lorsque l'amygdale est endommagée, la personne devient incapable de reconnaître les émotions chez les autres et incapable de les exprimer, et de les nommer. L'imagerie par résonance magnétique fonctionnelle a montré que l'amygdale d'enfants autistes a un niveau fonctionnel plus faible lorsqu'ils effectuent un exercice de reconnaissance émotionnelle par rapport au niveau d'activation d'enfants du même âge, mais non diagnostiqués autistes. La fonctionnalité de l'amygdale d'un enfant autiste et celle d'un enfant non affecté présentent des différences morphologiques, et de sensibilité.

Les recherches montrent que les zones du cerveau impliquées dans la communication et les interactions sociales se développent, et deviennent fonctionnelles plus lentement chez les enfants autistes que chez les enfants non affectés. Ainsi, ces enfants autistes auraient une incapacité à tisser des liens affectifs et à entrer en relation avec l'environnement.

Beaucoup de théories essaient d'expliquer l'autisme. Cela est probablement dû à la variété des symptômes que présente le trouble et à la complexité contenue dans l'autisme. Ces notions permettront de mieux connaître l'autisme. Déjà, Leo Kanner et les psychanalystes ont évoqué des anomalies dans la structure et le fonctionnement du cerveau chez l'autiste. Pourtant, les neurosciences émettent des hypothèses. En conséquence, le diagnostic d'autisme reste incertain. Après l'idiotie et la schizophrénie infantile, l'autisme connaît une classification grâce aux recherches électrophysiologiques. Celles-ci ont fait se soulever l'hypothèse de groupes différents.

Les images obtenues par résonance magnétique (IRM) ont semblé montrer une diminution bilatérale de la substance grise localisée dans la région du sillon temporal supérieur. Les études en imagerie par résonance magnétique fonctionnelle réalisées par l'équipe de Monica Zilbovicius ont montré que, chez certains autistes, elle n'est pas activée à l'audition de la voix humaine contrairement aux sujets normaux. La relative fréquence des crises d'épilepsie et des anomalies EEG évoque un défaut de maturation globale du cerveau.

En 1961, Schain et Freedman trouvent un taux élevé de sérotonine dans les plaquettes sanguines d'une population d'autistes. Mais, les médicaments qui diminuent la concentration sanguine en sérotonine sont inefficaces et les traitements sont sans effet. Les endorphines semblent jouer un rôle de régulateur du fonctionnement cérébral. En fait, il n'y a pas de remède spécifique de l'autisme. De plus, les médicaments ont tous des effets secondaires, surtout chez les jeunes enfants.

Toutes les hypothèses portant sur une origine toxique, infectieuse ou diététique de l'autisme sont inexactes. Il reste la génétique. Il arrive qu'une mutation modifie le gène entraînant des anomalies de fonctionnement des cellules. Les facteurs hérités dans le déterminisme de l'autisme sont nombreux : la prépondérance masculine (5 garçons pour une fille). Divers gènes ont été isolés sur les chromosomes 2, 7, 15, et sur les chromosomes sexuels. Mais, on n'en est pour l'instant réduit à des arguments statistiques. De nombreuses preuves ont été retenues en faveur de facteurs hérités dans le déterminisme de l'autisme :

- La prépondérance masculine amène à imputer une hérédité liée au sexe ;
- Dans 10 % des cas, l'autisme est associé à des maladies génétiques, dont le syndrome de l'X fragile, la sclérose tubéreuse de Bourneville ;
- Les travaux sur les jumeaux homozygotes ont montré que si l'un des jumeaux était autiste, l'autre risquait de l'être ;
- Les autistes seraient dotés génétiquement d'un cerveau hypermasculin.

Le chemin reste long pour définir plusieurs gènes responsables de l'autisme.

De plus, le rapport de l'environnement et celui des gènes sont étroits. On ne peut penser sans cerveau et la pensée autistique met en jeu des structures cérébrales, et toute dynamique des états mentaux implique une relation à autrui. Par ailleurs, l'environnement est pris dans une intervention avec le cerveau.

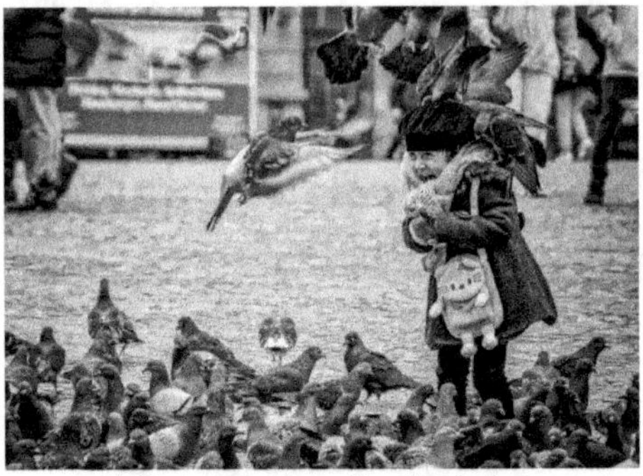

Enfant et pigeons, © ozkokhukuk.

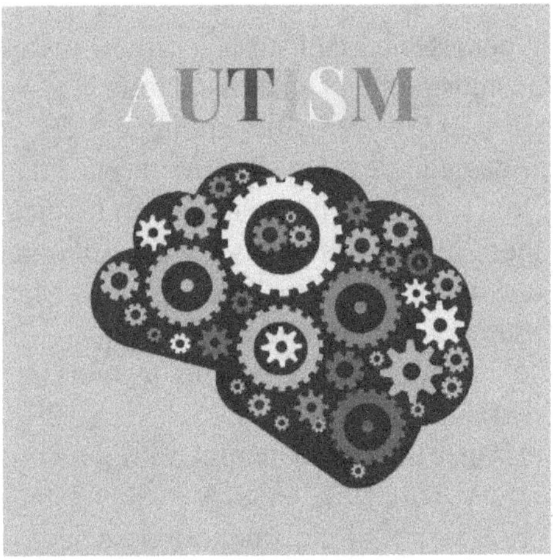

Affiche sur l'autisme, © F. de Magondeau.

Les mécanismes des gènes

Le risque génétique d'autisme à des changements spécifiques dans le cerveau est une étape dans la cartographie génétique de l'affection dans le cerveau. Cette recherche a été lancée en 2015 par le Dr Daniel Geschwind, neurogénéticien de l'UCLA. Il veut développer des cartes de la régulation génétique dans les différentes régions du cerveau et à différents stades du développement cérébral. Le risque génétique de différents troubles psychiatriques et de mécanismes causals peut expliquer les dérégulations associées au risque génétique. Ses études se concentrent sur l'autisme. Il s'agit de décrypter les causes des changements moléculaires et leur lien avec la susceptibilité génétique. Jusqu'à présent le profilage génétique des TSA se limitait à l'analyse d'échantillons de tissus provenant du cerveau d'individus autistes après leur décès.

Mais, ces études ne peuvent préciser les différences dans la couche cérébrale, ni les circuits neuronaux, ni les voies associées à l'autisme. Les chercheurs ont réussi à extraire et à identifier l'information génétique dans les noyaux de cellules individuelles. Ainsi, l'étude a été faite sur le tissu cérébral post mortem de 66 individus âgés de 2 à 60 ans, dont 33 patients atteints de TSA et 30 patients neurotypiques.

Les chercheurs ont contribué à identifier :

- les principaux types de cellules corticales touchées par les TSA. Elles comprenaient les neurones et les cellules gliales.

- les changements dans les neurones qui relient les deux hémisphères et assurent une connectivité entre différentes régions du cerveau, et un groupe d'interneurones nécessaires à la maturation et à la précision des circuits cérébraux.

- des réseaux d'interactions par lesquels les protéines contrôlent l'époque où un gène est exprimé ou inhibé.

Ces facteurs apparaissent enrichis en gènes de risque déjà connus de TSA et influencent certains des changements observés dans les sous-types de cellules spécifiques. Peut-être que les neurosciences parviendront à associer l'activité narrative avec un renforcement des liaisons synaptiques dans certains réseaux de neurones.

La médiation animale et musicale

Il n'existe pas de traitement spécifique de l'autisme. Alors, quoi faire ? Nous cherchons à améliorer l'état des enfants autistes par la médiation animale et la musique. La Haute Autorité de Santé (HAS) programme des « plans autisme » successifs, mais, en réalité, les familles ne sont pas ou peu aidées. Les autistes adultes sont souvent à la charge des familles, sans aide, avec des coûts très élevés d'aide psychologique. La HAS précise les interventions non recommandées pour les enfants autistes. Elle spécifie que les interventions musicales, équestres, animales ne sont pas recommandées en tant que programme de traitement ou d'interventions. Elles constituent des activités de loisirs.

Des termes fondamentaux sont précisés :

- comportementaux : c'est l'ensemble des réactions observables en psychologie.

- cognitifs : c'est l'ensemble des sciences qui concernent la connaissance et ses processus.

La cognition est le processus par lequel un organisme acquiert la conscience des événements et des objets de son environnement. Depuis 1980, le clivage historique entre comportementalisme et cognitivisme tend à disparaître dans la pratique thérapeutique. Les seuls programmes d'intervention validés sont des interventions comportementales ou cognitivo-comportementales. Toutefois, la médiation animale telle que nous l'utilisons n'est pas un loisir, mais une médiation cognitive. Les thérapies comportementales et cognitives (TCC) regroupent un ensemble de traitement de troubles psychiatriques comme les addictions, psychoses, dépressions, troubles anxieux. Les TTC font pratiquer des exercices pratiques, centrés sur les symptômes du comportement. Le thérapeute intervient sur les processus cognitifs conscients ou non à l'origine des émotions, et de leurs désordres.

Au début du XXe siècle, Ivan Pavlov donne naissance au courant comportementaliste en psychologie scientifique. En 1924, Mary Cover Jones expérimente la thérapie comportementale : elle expose des enfants à l'objet de leur peur en leur montrant d'autres enfants qui ne sont pas effrayés.

En 1953, Richard Solomon prouve avec des chiens que si l'exposition est suffisamment longue, la phobie disparaît. En 1952, Joseph Wolpe propose un traitement de désensibilisation systémique et produit un état psychologique incompatible avec l'état anxieux pendant l'exposition à l'état phobique.

En 1965, Teodoro Aylon et Nathan Azran créent une thérapie fondée sur les jetons, des récompenses auprès des schizophrènes. Cette méthode permet d'enseigner des tâches simples au regard de la souffrance du sujet et de l'ampleur de ses productions délirantes comme ranger sa chambre.

Jusqu'en 1980, la thérapie rationnelle émotive et surtout la thérapie cognitive de Aaron Beck gagnent en popularité dans la psychologie clinique. Les techniques comportementales fusionnent avec les approches cognitives et donnent les psychothérapies cognitivo-comportementales. Ce sont des psychothérapies se prêtant à la médecine sur les faits.

Dans les années 2010, les psychothérapies cognitivo-comportementales utilisent la médiation, efficace dans la gestion du stress. Une étude récente porte sur le cas de jeunes femmes ayant un cancer du sein : chez ces patientes en dépression, la thérapie cognitive est plus efficace que la luminothérapie.

Le psychiatre Aaron Beck développe sa propre approche thérapeutique, d'abord autour de la dépression en 1960, puis des troubles anxieux. Il propose le terme de thérapie cognitive qui désigne les processus mentaux pour lesquels les individus traitent l'information. Aujourd'hui la psychanalyse est rejetée pour soigner l'autisme, surtout par la mise en cause de la mère considérée comme une « mère frigo ». Dès 2010, Steven Hayes utilise la médiation efficace dans la gestion du stress et contre les rechutes dépressives. Cette idée est caractérisée par l'acceptation plutôt que l'évitement des pensées pénibles et l'utilisation des techniques méditatives. La thérapie agit par des mises en situation et des expositions graduées aux situations provoquant une anxiété.

La thérapie cognitive agit sur les pensées du patient présentant une peur excessive d'être contaminé par une maladie. Cela pourra être combattu par une information sur la maladie. Les psychothérapeutes mélangent les approches comportementales et cognitives dans un même projet thérapeutique. Les thérapies cognitivo-comportementales s'intéressent à modifier les comportements et les pensées. Le but vise à corriger les cognitions pour modifier le comportement, puis la conduite. La thérapie cognitivo-comportementale appliquée à des patients souffrant d'anxiété sociale diminue leur niveau et protège les cellules d'un vieillissement accéléré. Il semble exister des relations entre certains troubles psychiatriques et le vieillissement cellulaire, car les victimes de maladies mentales sont associées à un risque de développer des troubles somatiques : hypertension artérielle, diabète et certains troubles mentaux sont associés à des télomères plus courts, et à un vieillissement biologique accéléré. Le télomère est l'extrémité naturelle d'un chromosome. Ils protègent les cellules, mais ils se raccourcissent à chaque division cellulaire. La télomérase les restaure et le glutathion peroxydase protège la cellule du stress oxydatif. Les enfants autistes sont souvent dépourvus de langage oral.

L'autiste n'échange rien de son ressenti personnel. L'animal reste le seul avec qui il peut échanger. L'équithérapie pratiquée par les enfants autistes correspond à de la relaxation. Le film *L'enfant cheval* de Ruppert Isaacson (2009), largement diffusé, le démontre. Dans ce film, l'enfant autiste grâce à l'équithérapie devient propre à sept ans, ce qui est un résultat positif. Le cheval, comme le chien et le dauphin sont des partenaires à part entière. L'animal est un lecteur des émotions de l'enfant. Au-delà, la médiation animale peut conduire à la sociabilité de l'enfant en dehors de toute thérapie. Le cheval a un instinct grégaire : il doit sa survie à la fuite. Les chevaux sont de la famille des équidés : animaux capables de porter. Le cheval ne se projette que sur un avenir très limité. Sa vie, c'est d'être bien, recevoir de l'affection, de l'attention, avoir de la nourriture et surtout ne pas être seul. Le cheval ne supporte pas la solitude ni l'abandon. Il recherche la compagnie. Il affiche nos émotions. Certains signes sont spécifiques : encolure relevée, le dos tendu, les oreilles dressées. Le cheval est inquiet. De plus, le cheval a un effet apaisant sur l'homme. En décrivant le cheval, c'est d'eux-mêmes qu'ils vont parler. Les chevaux sont remplis de bienveillance et d'attention pour les cavaliers, dont les autistes. Les parents souhaitent que les séances permettent de participer à la socialisation de l'enfant, de lui apporter une amélioration. La fréquence des séances est souvent une fois par semaine, d'une heure maximum.

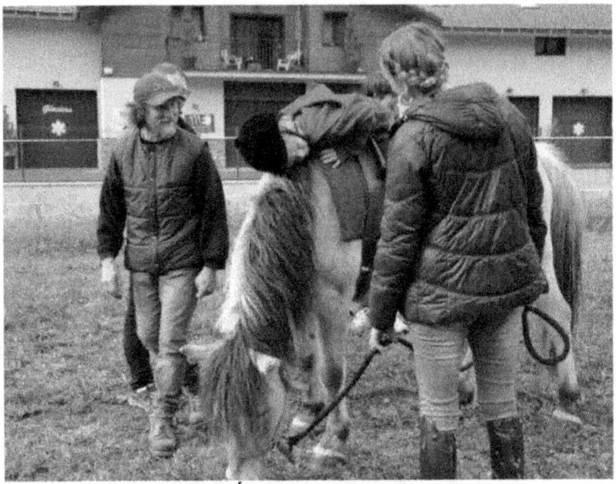

L'association Équilibre (Bourg-St-Maurice) propose des activités de médiation équine encadrées, © Céline Bourgeois/Équilibre.

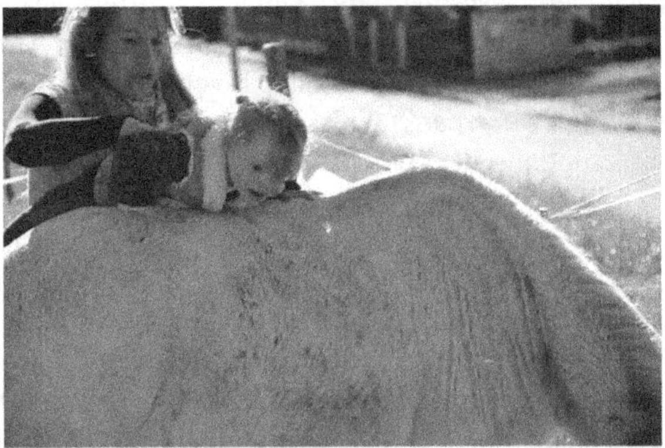

L'association Équilibre : la présence du cheval a un effet apaisant. Mettre l'enfant sur le dos du cheval, © Céline Bourgeois/Équilibre.

Les méthodes reconnues par la Haute Autorité de Santé sont multiples :

- La méthode ABA (Applied Behaviour Analysis) se fonde sur l'adaptation des comportements d'un enfant autiste selon les contextes sociaux. Ce plan emploie des techniques pour modifier des comportements et développer des habiletés sociales. Cette méthode repose sur les troubles cognitifs et développementaux associés à l'autisme. Une formation ABA permet aux intervenants (psychologues, enseignants, parents) d'accompagner les enfants autistes dans leur vie.

- Le modèle Denver permet de stimuler les capacités de développement des enfants présentant des troubles du spectre de l'autisme. L'enseignement avec le programme Denver s'appuie sur l'organisation d'activités ludiques (instruments de musique, jouets...). Ces moments permettent d'établir des interactions sociales avec les jeunes enfants. Les points forts de cette méthode sont la prise en compte de l'environnement et de sa constante évolution.

- Le programme TEACCH

Les enfants autistes travaillent sur la structuration de l'espace et du temps sur les comportements répétitifs spécifiques à chaque enfant autiste. TEACCH est recommandé par la HAS.

- Le PECS vise le développement des habiletés de communication des enfants autistes ayant des troubles du langage. L'objectif est d'aider l'enfant à s'exprimer et à interagir.

- Le Makaton est adapté aux enfants et adultes ayant un trouble du langage et de la communication.

Au total, ABA reste la base sous la forme d'une hypersollicitation et d'une récompense souvent alimentaire. L'autiste n'a pas d'empathie, il ne se connaît pas. Il est incapable de ressentir autrui. En revanche, il adore être utile et rendre service.

La psychologue G. Melson imagine que l'enfant et le chien se seraient rapprochés durant la période glaciaire, il y a plus de 12 000 ans. L'enfant aurait jeté un os aux loups les invitant toujours plus à se rapprocher du camp des hommes. Sa curiosité et son immaturité l'ont poussé à considérer le loup comme un compagnon de jeu, ignorant le danger. Leur relation a évolué : ce compagnon à quatre pattes est devenu l'un des animaux de compagnie les plus plébiscités par les enfants. Le chien occupe une place toujours plus importante dans la vie binaire et affective de l'enfant. Le chien s'associe à ses jeux. L'animal reproduit les mêmes comportements que l'enfant. La recherche du contact et la promiscuité physique du chien sont bien vécues par les enfants autistes qui apprécient cette approche physique plutôt que par le langage. Les contacts tactiles avec le chien sont une forme de jeu pour l'enfant qui caresse, gratouille, se blottit et lui apporte du plaisir. L'introduction d'un animal dans la relation thérapeutique a un effet presque immédiat sur l'enfant contrairement aux autres médias.

C'est une pratique de médiation animale (les dauphins) à visée thérapeutique.

La delphinothérapie utilisée auprès d'enfants présentant des troubles du spectre autistique (TSA) améliore leurs capacités verbales et leur expressivité émotionnelle, et diminue l'anxiété, et la dépression. Une alternative existe : le SAM, le jouet dauphin intelligent. Ce sont des robots à forme animale qui reproduisent leur comportement. En Italie, un jouet intelligent en forme de dauphin et appelé SAM est en cours de développement pour aider des enfants souffrant de troubles neurologiques et du développement.

La Pr Catherine Boni m'a aidé à écrire ce texte. Pour les personnes autistes, qui souffrent de troubles de la communication et des interactions sociales, chanter en chœur représente un vrai défi (Catherine Boni). Lorsque nous chantons en chœur, nous partageons des émotions que nous vivons.

Que dit Marie-France Castarède ? *« Parce que l'illusion musicale est sonore et se rapporte aux premières formes de l'échange vocal, avant la naissance des mots et des concepts, elle constitue un des domaines privilégiés de la communication humaine ».* Chanter en chœur est une vraie bravade pour les personnes autistes : celui de la socialisation, de la gestion des émotions libérées et celui de l'ajustement de sa voix à celle des autres. Souvent, la voix n'en fait qu'à sa tête et gambade. Le parler et le chanter ont une frontière subtile et émotionnelle. Dire les mots, c'est les articuler. Chanter les mots, c'est utiliser son souffle. Les personnes autistes ont une hypersensibilité sensorielle et souvent émotionnelle. Souvent, trop de stimulations sensorielles s'entrecroisent et les émotions envahissent l'autiste. Il s'agit d'un travail d'équipes mené avec les éducateurs, les encadrants et les familles qui connaissent les angoisses de leurs enfants. L'enfant autiste n'est parfois pas verbal, il peut fredonner quelques sons et mélodies. En effet, certains autistes ne parlent pas, mais ils chantent. Une mélodie sans mot, c'est un jeu instrumental. Souvent, les mots sont pris en otage comme le flamenco ou certains airs d'opéra : la musique exprime l'essentiel. La technique vocale nécessite de la rigueur et de l'exigence. L'apprentissage du chant et le soin pris avec bienveillance pour l'instrument voix mènent habituellement sur une avancée progressive d'équilibre personnel. Le mouvement sera le moteur du chant avec les autres chanteurs. Le premier instrument de musique est le corps, qui s'exprime alors par le chant, la danse et la percussion corporelle. Les stéréotypies motrices observées chez les autistes, les mouvements de balancement du corps, tournoiements, flapping des mains, déplacements dans la pièce de long en large sont utiles à la personne et apportent un apaisement, ou lâchent un trop-plein d'énergie. Les remplacer par un mouvement conscient est habile. Comme Carmen, la voix restera toujours libre malgré tout. On peut essayer de l'apprivoiser, cela prend du temps et de l'amour. Le renard dit au Petit Prince (1943) de Saint-Exupéry : *« On ne voit bien qu'avec le cœur. L'essentiel est invisible pour les yeux »*. Alors, l'essentiel serait-il inaudible pour nos oreilles ?

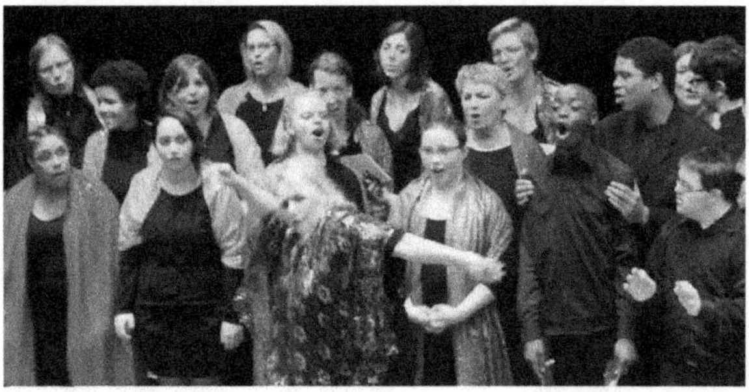

La Pr Catherine Boni dirigeant la chorale des chanteurs autistes, les Vives voix, © AVI.

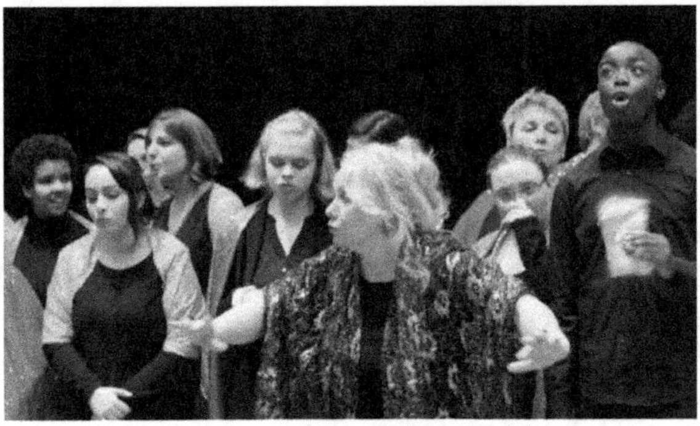

La Pr Catherine Boni au Conservatoire de Châtenay-Malabry avec les Vives voix, © AVI.

Le mouvement est le moteur de son corps et du lien avec les autres chanteurs.

En musique, le staccato est le chant en séparant les sons, et le legato (en musique, d'une manière liée, sans détacher les notes) est le chant en liant les sons. Ils sont travaillés en alternance. Le va-et-vient entre les positionnements convient aux autistes qui craignent le changement. Les enfants autistes ont des stéréotypies avec des mouvements de balancements du corps qui sont utiles à l'enfant. Elles apportent un apaisement. Il convient de partir d'elles et de les transformer, les remplacer. Remplacer le mouvement stéréotypique fréquent de balancement d'avant en arrière par un mouvement de balancement latéral.

Tout l'art du pédagogue, des éducateurs, des encadrants et des familles s'allie à la rigueur de la musique. En musique, plusieurs facteurs doivent être considérés :

- L'espace scénique

Le choix des lieux de concerts est prioritaire pour le déroulement de la séance avec des enfants autistes. En particulier, la luminosité, les couleurs, l'acoustique, les odeurs, la superficie, les responsables du lieu, qui seront présents, auront une influence importante. Et le lieu d'interprétation (conservatoire, salle de danse, église) aura une conséquence différente.

- Le placement des chanteurs, la présence des parents et des familles a son importance.

- La promiscuité : un lieu petit ou très vaste peut être déstabilisant.

- La beauté du lieu est primordiale : architecture exceptionnelle et acoustique favorable sont un atout.

- La mixité du groupe choral et, pour cela, les répétitions doivent être nombreuses.

- La facilité des chanteurs autistes progresse en étant en immersion dans le chœur. D'autres auront une attention particulière. Et le chef de chœur doit être très disponible. Une mixité permet un brassage des chanteurs.

La polyphonie est le chant à plusieurs voix. Chaque chanteur est une voix et une présence qui rencontre d'autres voix, et d'autres présences. La polyphonie et l'harmonie sont dans la musique ce qu'est la couleur dans l'art pictural.

Le choix du répertoire est déterminant. Les grands compositeurs ont créé des œuvres qui invitent les chanteurs à vivre avec le public. Mozart, Verdi, Rossini sont très appréciés. Les chants traditionnels harmonisés et les chansons d'auteurs sont très estimés.

Le public a un intérêt évident. Les chants intérieurs collectifs sont porteurs d'émotions très fortes. Le plaisir est le maître mot. C'est le plaisir vécu, partagé et dégagé par la puissance de la vibration de toutes les voix réunies qui est le moteur. La voix est notre premier instrument et l'impulsion rythmique fait partie de notre vie. Le pédagogue doit mettre en confiance le chanteur pour que le geste musical soit rassurant. Cultiver l'écoute est essentiel. Les chanteurs autistes peuvent être secondés pour la prononciation.

Plusieurs formules permettent de trouver des solutions :
- le binôme comporte le chanteur autiste et son encadrant ;
- le trinôme a deux chanteurs autistes et un encadrant ;
- le coaching voix à voix.

Il convient alors de mêler sa voix à celle de l'autre :
- les grands frères : les plus anciens se lient aux nouveaux venus ;
- l'immersion, c'est chanter à côté sans parler ;
- l'accompagnement dans les deux sens ;
- le placement des chanteurs dans le chœur doit être précis.

Le mimétisme est une forme d'apprentissage très utilisée par les autistes. Le rituel est fondamental dans le comportement de la personne autiste, comme se moucher avant de débuter le temps d'échauffement vocal. Il convient de donner des consignes essentielles avec des mots simples ou de ne pas parler du tout. Ainsi, chaque petit pas est une grande réussite. Et chanter sans mettre tous les mots, chanter avec un mouvement du corps, c'est acceptable. La voix restera toujours libre. Pour l'apprivoiser, cela prend du temps et beaucoup d'amour.

Références bibliographiques :

Germain M. A. *Autour de l'autisme*. Vol 2. Médiation cognitivo-comportementale. Éditions Fiacre. 2023.

Tammet D. *Je suis né un jour bleu, à l'intérieur du cerveau extraordinaire d'un savant autiste*. Paris. Les Arènes. 2009.

Conclusion

Chaque pionnier de l'autisme a contribué à décrire des aspects spécifiques de cette affection. Cela a permis de construire une histoire de l'autisme. Celle-ci n'est pas encore terminée. Itard est probablement le premier, un pionnier de l'autisme, et il a cru pouvoir éduquer l'enfant de l'Aveyron. Quant à Heller, Lazar, Schopler, ils ont évoqué l'éducabilité. Et puis, Heller et Mahler ont fait revivre l'autisme régressif. Soukhareva a précisé l'autisme de haut niveau de fonctionnement. Anni Weiss a étudié particulièrement les capacités cognitives.

Roger Misés a décrit les formes dysharmoniques des enfants autistes. L'histoire de l'autisme, c'est se situer dans les générations de cliniciens qui ne connaissaient pas l'autisme et l'ont appréhendé les uns après les autres. C'est aussi garder un esprit ouvert sur un sujet complexe encore difficile. Les troubles mentaux propres à l'enfance, différents de l'arriération n'ont été acquis que tardivement. C'est dans le débat entre Pinel et Itard, en dépit des restrictions apportées par Esquirol, que sont apparues les controverses sur l'autisme. Au-delà de la connaissance des pionniers, nous apportons les améliorations possibles que nous considérons indispensables à utiliser. C'est au contact des chevaux, des chiens, des dauphins et dans l'importance de la musique que résident beaucoup de possibilités d'améliorations.

Remerciements

Une grande dette de gratitude me lie à tous ceux qui m'ont aidé dans mes efforts et dans mes recherches. La liste serait trop longue. Je me limiterai à ceux qui me soutiennent depuis si longtemps, qui m'encouragent sans faillir et qui ont donné leur temps généreusement, et librement.

Mon épouse Anne qui m'a supporté tout ce temps et m'a soutenu, par son écoute, son dynamisme et sa joie de vivre ;

Les membres de la bibliothèque de l'Académie nationale de médecine, tout particulièrement son directeur dynamique, rigoureux et bienveillant, L. Jérôme van Wijland, et Damien Blanchard, le bibliothécaire ;

Le professeur Jean-Claude Turpin ;

Le professeur Catherine Barthélemy ;

Le Professeur Le Chevalier Biancha ;

Les professeurs David Cohen et Philippo Muratori.

En Savoie et à Paris, grâce à une équipe multidisciplinaire, nous avons pu offrir, sur de longues années, à un nombre important d'enfants et d'adolescents présentant des troubles graves du développement, et de la personnalité, un accompagnement thérapeutique, une aide à l'intégration scolaire, et sociale, et un soutien aux familles avec lesquelles nous avons poursuivi un partenariat efficace, et souvent chaleureux.

Tout particulièrement, je remercie le Dr Xavier Riaud, directeur de la collection Médecine à travers les siècles aux Éditions L'Harmattan, pour toute son aide, ses corrections et son travail de mise en pages. En acceptant mon livre, en lui donnant le soutien de sa puissante réputation, la célèbre maison, honneur de l'édition française, démontre avoir su préserver les plus belles traditions, le sens des responsabilités et la diffusion de la vérité.

Bibliographie

Asperger H. *Heilpädagogik. Einführung in die Psychopathologie des Kindes für Arzte, Lehrer, psychologen und Fürorgerinnen.* Vienna, Springer. 1952.

Asperger H. Pädagogische Therapie bei abnormen Kindern. *Med. Klin.* 1939. 943-6.

Bleuler E. *AutisticThinking, in American of Insanity.* 1991. 873-886.

Campisi E. *Che cos'è la gestualita.* Roma : Carocci ed. 2018.

Cohen D. & Muratori F. Les pionniers de la clinique de l'autisme. *Langage.* 2024.

Cohen D., Volkmar P. & Rhea P. Issues in the classification of pervasive developmental disorders: history and current status of nosology. *J. Am. Acad. Child. Adol. Psychiatry.* 1986.

Constant J. & Hans Asperger. Les psychopathes autistiques pendant l'enfance. *L'information psychiatrique.* 2018.

Constant J. Roger Mises (1924-2012). *L'information psychiatrique.* 2013.

De Sanctis S. *Educazione dei deficienti.* Milan. Vallard. 1915.

De Sanctis S. *Neuropsichiatria infantile.* Rome. Alberto Stock. 1925.

Frankel G. Community Psychiatry and its organisational Problems. *Mental Hygiene.* 1951.

Germain M. A. *Autour de l'autisme.* Vol 1. Fiacre. 2023.

Germain M. A. *Autour de l'autisme.* Vol 2. Fiacre. 2023.

Heller T. *Thérapie éducative.* Leipzig. 1914.

Heller T. *Sur la psychologie et la psychopathologie de l'enfant.* Vienne. 1925.

Hochmann J. *Histoire de l'autisme.* Odile Jacob. 2021.

Kanner L. Autistic disturbances of affective contact. *Nervous Child.* 1943. 217-250.

Kanner L. *Child psychiatry*. Springfield. Illinois. CC Thomas. First Edition.1935.

Kanner L. Early infantile autism. *J. Pediatr*. 1944. 25. 211-217.

Lazar E. *Die Heilpädagogische Abteilung der Kinderklinik in Wien Zeitschrift für Kinderforschung*. 1923.

Mahler M. On child psychoses and schizophrenia: autistic and symbiotic infantile psychoses. *Psychoanal Study Child*. 1952. 7. 286-305.

Misès R. *La cure en institution*. ESF. 1980.

Misès R. *Les pathologies limites de l'enfance*. PUF. 1999.

Misès R., Perron R. & Salbreux R. *Retards et troubles de l'intelligence de l'enfant*. Paris. EME Éditions sociales françaises (ESF). 1994.

Muratori F., Calderoni S., Bizzari V. & George Frank I. An undervalued voice in the history of autism. *Eur. Child. Adolescences Psychiatry*. 2021.

Rutter M. Autistic children: infancy to adulthood. *Semin. psychiat*. 1927.

Sukhareva G. E. *Die Besonderheiten der schizoiden Psychopathien bei den Mädchen. Monatschrift für Psychiatrie und Neurologie*. 1927.

Weiss-Frankel A. B. *Diagnostic and Remedial Play. Understanding the Child*. 1938.

Weiss-Frankel A. B. Play interviews with Nursery School Children. *American Journal of Orthopsychiatry*. 1941.

Wing L. Asperger's syndrome: a clinical account. *Psychol. Med*. 1981. 115-29.

Table des matières

Du même auteur

René Leriche, pionnier de la chirurgie vasculaire, éd. Glyphe, 2008. Prix Littré.

Cancers des voies aérodigestives supérieures. Données actuelles. éd. Glyphe, 2009.

Les lambeaux cutanés dans la réparation des pertes de substance du nez, éd. Glyphe, 2010.

L*a microchirurgie dans le monde : les débuts, l'évolution*, éd. Glyphe, 2011.

L'épopée des gants chirurgicaux, L'Harmattan, 2012.

Alexis Carrel, un chirurgien entre ombre et lumière, L'Harmattan, 2013.

Musiciens célèbres malades. Pourrait-on les sauver aujourd'hui ?, L'Harmattan, 2015.

Les tables d'opération de l'Antiquité à nos jours, L'Harmattan, 2016.

Frédéric Chopin, un génie musical face à une maladie rare : la mucoviscidose, L'Harmattan, 2018.

Les sarcomes osseux chez l'enfant : une longue histoire, L'Harmattan, 2018.

C'était mon père. L'émouvant témoignage d'un héros de la Seconde Guerre mondiale. Résistant évadé de Mauthausen, officier mort pour la France, éd. Fiacre, 2018.

Autour du violon. Applications à la médecine : Ergothérapie-musicothérapie, éd. Fiacre, 2019.

La main du chirurgien, 2020. Prix Suzanne Rafflé.

Les Romains et Les Germains. La médecine à l'époque romaine, L'Harmattan, 2020.

Enseigner aujourd'hui. Le Partage de son savoir, éd. Fiacre, 2021. Prix Jean-René Cruchet.

La reconstruction du nez, L'Harmattan, 2021.

Guérir du lymphœdème, L'Harmattan, 2022.

À bord des chars, éd. Fiacre, 2022.

Cancer, lambeaux, transplants, L'Harmattan, 2022.

Autour de l'autisme T1, éd. Fiacre, 2023.

Autour de l'autisme T2, éd. Fiacre, 2023.

La lymphe. De l'Antiquité au XXIe siècle, L'Harmattan, 2023.

L'Allemagne au XXe siècle. Quelques considérations personnelles, éd. Fiacre, 2023.

Cancers et reconstructions médico-chirurgicales à travers les siècles, L'Harmattan, 2024.

L'or du monde. Livre de poèmes, Vérone, 2025. 1er Prix Clément Marot de Poésie.

Les pionniers de la microchirurgie, L'Harmattan, 2025.

Structures éditoriales du groupe L'Harmattan

L'Harmattan Italie
Via degli Artisti, 15
10124 Torino
harmattan.italia@gmail.com

L'Harmattan Hongrie
Kossuth l. u. 14-16.
1053 Budapest
harmattan@harmattan.hu

L'Harmattan Sénégal
10 VDN SICAP AMITIE 3
BP 45034 Dakar-Fann
direction@senharmattan.com

L'Harmattan Cameroun
Tsinga/Derrière polyclinique FECAFOOT
BP 11486 Yaoundé
Jacques.koukam@harmattan.fr

L'Harmattan Burkina Faso
Villa 281, secteur 23 623, rue 14.32
Ouagadougou
zagbie@outlook.fr

L'Harmattan Guinée
Almamya, rue KA 028 OKB Agency
BP 3470 Conakry
harmattanguinee@yahoo.fr

L'Harmattan RDC
185, avenue Nyangwe
Commune de Lingwala – Kinshasa
matangilamusadila@yahoo.fr

L'Harmattan Congo
219, avenue Nelson Mandela
BP 2874 Brazzaville
deunovmikhael@gmail.com

L'Harmattan Mali
Immeuble Mgr Jean Marie Cissé
Aci Hamadallaye
BP 145 Bamako
syllaka@yahoo.fr

L'Harmattan Togo
Djidjole – Maison Amela
face EPP BATOME
02 BP 20680 Lomé
didieramela11@gmail.com

L'Harmattan Côte d'Ivoire
Résidence Karl – Cité des Arts
Abidjan-Cocody
03 BP 1588 Abidjan
harmattan.ivoire@gmail.com

L'Harmattan Bénin
Rue 604, (Immeuble à l'entrée
de la rue UCAO- Cite de Saint-Jean)
Cotonou
stepcorpus@gmail.com

Nos librairies en France

Librairie internationale
16, rue des Écoles
75005 Paris
librairie.internationale@harmattan.fr
01 40 46 79 11
www.librairieharmattan.com

Librairie des savoirs
21, rue des Écoles
75005 Paris
librairie.sh@harmattan.fr
01 46 34 13 71
www.librairieharmattansh.com

www.ingramcontent.com/pod-product-compliance
Lightning Source LLC
LaVergne TN
LVHW021233061026
849535LV00008B/3038
* 9 7 8 2 3 3 6 5 9 3 7 9 1 *